U0388326

肛肠病知多少

袁和学　主编

辽宁科学技术出版社

沈　阳

图书在版编目（CIP）数据

肛肠病知多少 / 袁和学主编 . —沈阳：辽宁科学技术出版社，2018.10
ISBN 978-7-5591-0961-3

Ⅰ.①肛… Ⅱ.①袁… Ⅲ.①肛门疾病—防治—问题解答②肠疾病—防治—问题解答 Ⅳ.①R574-44

中国版本图书馆 CIP 数据核字（2018）第 217224 号

出版发行：辽宁科学技术出版社
　　　　　（地址：沈阳市和平区十一纬路25号　邮编：110003）
印 刷 者：辽宁新华印务有限公司
经 销 者：各地新华书店
幅面尺寸：185 mm×260 mm
印　　张：9
字　　数：120千字
印　　数：1~10000
出版时间：2018年10月第1版
印刷时间：2018年10月第1次印刷
责任编辑：邓文军　陈广鹏
封面设计：嵘　嵘
责任校对：李淑敏

书　　号：ISBN 978-7-5591-0961-3
定　　价：30.00元

联系电话：024-23280036
邮购电话：024-23284502
http://www.lnkj.com.cn

本书编委会

主　任　吴智丰

副主任　张丽茹　滕卫宁　宋　平
　　　　徐恩相　赵　岫

主　编　袁和学

编　委　（按姓氏笔画排序）
　　　　马　涛　朱　娜　刘宗剑
　　　　刘　剑　李天明　张艳丽
　　　　罗　芳　袁和学　曹　丹
　　　　潘春来

策　划　刘　丰　孙向阳

序

　　预防疾病，促进健康，是医疗卫生行业专家、学者和全体医务工作者的重要职责。在老百姓中开展医学科学知识普及活动，能使广大人民群众在防治疾病、促进健康保健的进程中发挥更大的主观能动作用。

　　随着生活水平的提高，人们对自身健康有了相应的重视。但由于肛肠疾病的发病部位特殊及起病隐匿，很多人羞于启齿和就医，使病情加重，从而延误了最佳的治疗时机，导致了严重的后果。

　　在网络信息化盛行的当今，大多数人会根据自身症状到网上对号入座，但这并不能深入了解疾病的根本。医疗科技的快速发展，网络上的相关内容已经远远满足不了人们的需求。况且网络上的知识有的鱼龙混杂，真假难辨，反而会误导患者，起到相反的作用。本书不同于以往肛肠疾病类的专业著作，内容深奥，晦涩难懂。作者在强调专业性的同时，辅以通俗易懂的语言，介绍了肛肠疾病的相关专业知识和科普内容等。以一问一答的方式把患者遇到的问题和疑惑深度剖析，让大众能够比较容易地了解肛肠常见的一些疾病的专业知识，不再因恐惧而讳疾忌医。

　　本书作者致力于肛肠疾病的研究与治疗20余载，有丰富的临床经验，率先在国内总结出"肛门疾病术后疼痛尺、疼痛曲线"，把减轻肛肠病术后痛苦，提高生活质量放在首位。特别是在书中还为广大读者编写了关于肛肠疾病的预防和保健方面的知识，让大家在日常生活中轻松远离肛肠疾病的困扰。

　　医生不仅要具备治病救人的专业本领，而且教会更多的人了解如何预防疾病的发生发展，也是医生的重要职责。袁和学主任是我喜欢的医生，他不仅具备良好的医疗技术，更为难得的是具备一种病人至上，悲天悯人的情怀。他努力而勤奋的工作，勤于坚持写下这本书都是明证。因此，在其书出版之际，十分高兴送上我的祝福，也祝福"天下无病"，人人健康，是为序。

中山大学外科学教授

前　言

　　习近平同志在党的十九大报告中提出"实施健康中国战略"，人民健康是民族昌盛和国家富强的重要标志。坚持预防为主、中西医并重经实践证明是行之有效的指导思想。倡导健康文明生活方式，塑造自主自律健康行为，做好科学普及工作，已成为提升城市综合实力，推动沈阳迈向全面振兴的现实需要。

　　《肛肠病知多少》一书为使广大读者更多地了解肛肠疾病的相关知识，远离肛肠疾病的困扰，本书从肛肠的基本生理结构、相关知识、预防保健和治疗等方面进行了系统的阐述，力求文字通俗易懂，内容贴近生活，集科学性、趣味性、针对性于一体。希望这本科普读物的出版，能够为广大读者及社区科普大学全体师生和沈阳市民学科学、用科学提供有益帮助。

　　本书在编写过程中，得到了沈阳市肛肠医院袁和学主任的大力支持，辽宁科学技术出版社的鼎力相助，在此表示衷心地感谢。科普不仅能够预防疾病的发生，而且很多已经发生的疾病也能够获得更好的愈后。但欲求病家之合作，则必须使其对于该病知其然，亦知其所以然，此即医学科普之意义所在。

2018年8月

沈阳市科学技术协会

目　录

肛肠疾病是什么样的一种病?

肛肠疾病是一个比较笼统的概念，从小的方面来讲是痔疮、肛瘘、肛裂、肛周脓肿、肛周湿疹等的疾病，从大的方面来讲是指发生在肛门、肛管、直肠、结肠、小肠部位的疾病。

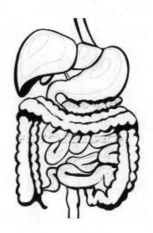

肛肠疾病有哪些?

发生在肛门部常见的疾病：外痔、内痔、肛裂、肛周脓肿、肛瘘、肛周湿疹等。

发生在直肠部位常见的疾病：直肠炎、直肠息肉、直肠肿瘤等。

发生在结肠部位常见的疾病：结肠炎、结肠息肉、结肠肿瘤等。

发生在小肠部位常见的疾病：肠结核、肠伤寒穿孔、急性出血性肠炎、肠梗阻、小肠肿瘤等。

痔疮是什么样的一种病?

绝大多数人认为发生在肛门部的疾病都是痔疮，其实并不是这样，痔疮是发生在肛门部的疾病，从外观上看是出现在肛门内外突起的组织。从专业角度来看，一种观点认为痔疮是发生在直肠黏膜下肛管皮肤下静脉丛发生曲张、瘀血而形

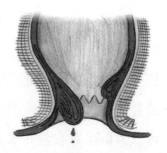

成的静脉团块，另外一种观点认为是位于肛管和直肠间有一种组织垫（简称"肛垫"），其作用类似于水管接头的橡皮垫，当其松弛、肥大、出血或脱出时，就形成了痔疮。

痔疮分哪几种?

在临床上痔疮常分为内痔、外痔、混合痔。

内痔分四度：Ⅰ度：便时带血、滴血或喷射状出血，便后出血可自行停止，无痔脱出；Ⅱ度：常有便血，排便时有痔脱出，便后可自行还纳；Ⅲ度：偶有便血，排便或久站、咳嗽、劳累、负重时痔脱出，需用手还纳；Ⅳ度：偶有便血，痔脱出不能还纳或还纳后又脱出。

外痔分四种：血栓外痔、静脉曲张性外痔、炎性外痔、结缔组织性外痔。

混合痔分四期：一期为排便时有便鲜血、滴血、喷射状出血；二期出血伴有脱出、疼痛，但能自行回纳；三期以脱出为主，需要用手送回。四期以脱出嵌顿、疼痛为主。

痔疮的病因？

由于人体生理解剖上的特殊性，痔疮也是人类所特有的疾病，大部分人之所以患痔疮，都和饮食不节制、久坐久站、疲劳过度、生活无规律、房事过度、妊娠以及不良生活习惯等因素有关。

怎样能减少痔疮的发生？

●注意饮食习惯：尽量少吃或不吃辛辣刺激性食物，少食油煎炸炒、高脂肪、高糖量、低纤维和过于精细的食物，多食新鲜蔬菜、水果，每天可饮800mL左右温开水。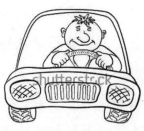

●注意职业因素：特别是教师、理发师、柜台服务员、机关办公室人员、警察、船员、司机、渔民等适当在自己工作岗位上变换体位以避免久坐久立。

●生活习惯因素：减少或避免经常熬夜、酗酒、生活无规律的不良习惯。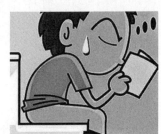

●不良排便习惯的因素：不要在上厕所时长

时间坐位或下蹲位看书、看报、听广播。排便时不要用力过猛，容易将肛管组织撕裂而导致出血。

●排便异常的因素：积极治疗便秘或腹泻是降低或避免痔疮发生的重要因素。

●注意慢性病治疗因素：要积极地对长期营养不良、体质虚弱、慢性支气管炎、肺气肿、盆腔瘀血、肝硬化、结肠炎等疾病进行对症治疗，避免痔疮诱因的发生。

●加强运动因素：根据自己身体条件选择适当的运动项目和运动量，坚持锻炼。如提肛运动、步行、慢跑、太极拳等。

如何区分内痔、外痔、混合痔？

在临床上，根据痔发生的部位不同而名称不同。内痔和外痔的划分以齿状线为界，发生在齿状线以上的痔叫内痔。发生在齿状线以下的痔叫外痔，跨越齿状线上下的叫混合痔。内痔一般不疼，以便血、痔核脱出为主要症状，肛门周围常有大小不等、形状不一的皮赘，混合痔兼有内外痔双重特征，临床以脱出、疼痛、坠胀、反复感染为主要症状。区分内痔、外痔、混合痔具有重要的临床意义，建议患者一旦发现症状，应及时到正规医院就诊，对症治疗。

民间流传"十人十痔"有没有科学依据？

俗话说"十人九痔"实际上严格来说应当为"十人十痔"，人的一生中，只要有正常的生活，就会在肛门部产生细微的静脉瘀积以及曲张，除非排泄物不经过肛门。因此，可以说，人人都会有或轻或重的肛门疾病。所谓无痔疮，只不过是无症状而已。

科学家发现，至今尚未在动物中发现有自然状态下发生痔的。这可能与四肢动物肛门部位离心脏位置较高，有利于肛门直肠的血液回流有关。但我们知道人体处于直立状态，肛门直肠位于人体的下部，肛门直肠的血液回流受影响，以致在地心引力的作用下易发生痔。痔疮发生往往还与许多不良的生活习惯密切相关，例如久站、久坐、长期便秘、久泻、缺乏活动、排便时间过长、饮酒、嗜好辛辣刺激性食物等都是造成痔的重要因素，感染、妊娠和分娩、遗传因素均可导致痔疮的发生。

社会上宣传"根治痔疮、随治随走、无痛不复发"的高新技术可信吗？

走在大街上往往会看到满天飞的治疗痔疮的广告，可能你会不以为然，但如果你是一位长期受到痔疮或其他肛肠疾病折磨的患者，看到这种天花乱坠的广告词，"不住院、随治随走、根治无痛不复发"可能会为之而心思萌生，蠢蠢欲动，一旦你轻信它，就中了这天大的骗局。

如果我们细心观察，他们都是抓住了肛肠病患者"不好意思去正规医院，嫌麻烦，图方便，希望一次搞定"的心理特点，打出各种诱人的广告，包装完美。其实，稍微想一想就能知道这些医院有正规资质的并不多，让我们一起来解读小广告背后的秘密，别再被其迷惑。

广告上的"无痛苦"究竟是指什么呢？真的有无痛苦的治疗方法吗？如果我们掌握一点医学知识就能明白绝对地无痛苦是不可能的，肛门周围的血管和神经末梢十分丰富，痔疮术后疼痛是不可避免的，只是程度不同而已。其实正规医院，门诊量大，手术量大，有经验的肛肠科医生，操作规范、技术熟练，有完善的镇痛技术能明显降低疼痛。所谓"随治随走"这些广告都是为了达到宣传的目的，不惜夸大海口，完全不负责任。声称随治随走，无须住院，不影响工作，很方便，很适合白领。实际上，痔疮伤口愈合至少需1周以上。术后头几天，有伤口出血等并发症需要留院观察，正规医院手术前后一般需要住院1周左右。所以，痔疮手术"即做即走"是有很大风险的。

儿童也会得痔疮吗？

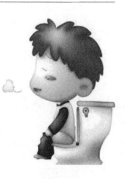

痔疮的发病极为普遍，可发生于任何年龄，并不是像大多数人想的那样，痔疮只发生在成年人身上，其实痔疮可发生在不同的年龄段，只是不同年龄段发病率有所差异。

有的人认为儿童不会得痔疮，其实不然，只是临床上较少见而已。主要原因与儿童的生理、年龄因素有关。多因其气血未旺或者先天不足、静脉回流障碍等因素而致痔疮的发生。但痔疮的发生也与遗传因素有关，在临床上确诊儿童患上痔疮后不可忽视，治疗上以保守治疗为主，确因出现便血、脱出等影响儿童生长发育而采取保守治疗无效时，可考虑手术治疗。

为预防儿童患痔疮，平时应多食新鲜蔬菜、水果及易消化食物，不要偏食，防止便秘的发生，养成良好的定时排便的习惯，每日一次为最佳，同时注意保持肛门局部的清洁卫生。对痔疮患儿可便后或睡前用温水或药水熏洗、坐浴改善肛门部的血液循环。

痔疮行手术治疗能根治吗？

大多数痔疮患者在门诊最常被问到的问题就是做完痔疮手术后会不会再得痔疮？能不能根治？其实治疗痔疮的目的是消除不舒适的症状，并不是消除痔疮本身，换句话来说，痔疮是不可能根治的，解除痔疮的不适症状是目前判断治疗效果的标准。

痔疮的发生与人们的生活习惯、工作学习环境、饮食睡眠等因素密切相关，人的一生只要正常生活，不可能不在肛门部产生或轻或重的静脉瘀积及静脉曲张，除非排泄物不经过肛门。所以说人人都会有或轻或重的肛门疾病，所谓没有痔疮，只不过是无症状而已。任何痔疮的手术只能是减轻或使症状消失。所谓痔疮根治的说法是不恰当的，术后不注意保健，痔疮复发也是正常的，只是有轻有重、时间长短之分而已，所以手术后还要特别注意保健，避免复发给自己带来痛苦。

痔疮术后会引起肛门失禁吗？

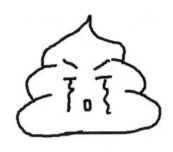

痔疮术后肛门是否会失禁，这也是患者十分关心的问题。让我们先了解一下肛门括约肌，因为肛门括约肌与大便失禁有着密切关系。肛门括约肌分内括约肌和外括约肌。肛门内括约肌是直肠环肌延续到肛管部增厚变宽的部分，不受意识控制，肛门内括约肌仅参与排便反射。手术切除肛门内括约肌不会引起肛门失禁。肛门外括约肌是肛管的最外层肌肉，分皮下部、浅部和深部3层，是骨骼肌，受脊神经支配，受意识控制，参与排便。若手术完全切断外括约肌会引起大便失禁。一般情况下，做肛肠手术，按手术规范操作是不会发生肛门失禁的。肛肠医生是经过专业训练的，对肛门的肌肉了如指掌，做肛肠手术时会考虑这一问题的。因此，患者要做肛肠手术时一定要到正规医院的肛肠科去做，做完手术不会出现大便失禁问题。千万不要轻信街头巷尾的虚假广告，到不具备手术条件的简陋诊室去做肛肠手术，否则就可能出现大便失禁的问题，悔之晚矣。

得了痔疮会引起哪些疾病？

在门诊经常会碰到许多患者，问得了痔疮会不会病变？严重情况会引起哪些病？

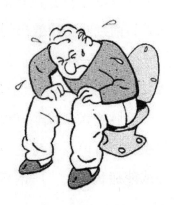

一般情况下，痔疮不会引起全身性疾病。但是，较严重的痔疮也会导致或诱发心脑血管疾病的发作。特别是老年性患者，如痔疮会加重便秘，当排便发生困难时，可使心跳加快，造成脑血管破裂，引发脑出血或脑梗死；如果出现痔核嵌顿，疼痛还可诱发心绞痛；如有血栓形成，栓子可随血液循环而引发肺栓塞、脑栓塞；如果痔核过大，阻塞肛门，可导致大便不畅，如果长期便血，可导致继发性贫血等一系列病症，给身体健康带来危害。

总之，患有痔疮的人应尽早去正规肛肠专科医院诊治，在解除病痛的同时也可避免诱发其他疾病的发生。

是不是只有人类才会得痔疮？

的确，只有人类才得痔疮。这是由于在脊椎动物中，只有人是直立行走的高级脊椎动物，其他皆为爬行动物。直立的人和爬行类动物的一个很重要的区别就是两者的肛门部的血管分布和肛门的张力是不一样的。

当然人与动物出生时，肛门部的血管和肌肉是相似的，但是随着不断的生长，活动力度加大，直立的人除了和爬行动物一样在排便时用力外，还有一种爬行动物所不存在的是地球对肛门血管垂直的引力，加上人在劳动中不断产生的疲乏、疾病及膳食方面的诸多起因的影响，使人的肛门部静脉血管的回流阻碍增加，久而久之发生了肌肉张力松弛、血管弹力下降，静脉团块瘀积，从而发生痔疮。

痔疮会不会传染？

要了解痔疮会不会传染，首先就要知道痔疮疾病的本质，虽然经过了很多年的不同角度的研究，痔疮的发病机制还没有一个完全统一的解释，但是可以看到就内痔而言，是由于直肠下端和肛管黏膜下静脉曲张后形成的内痔，或者是由于肛垫组织长期变大、松弛、脱垂而造成的内痔脱出。而就外痔而言，可能是由于局部血管破裂后形成的血栓，或者是由于长时间慢性炎症刺激等原因造成的发病。

总之，可以看到的是直肠的发病都是一种由于自身结构慢性改变，并不是由于别人传染而获得的。那么为什么往往在一起长期居住的人会一同或者先后患上痔疮呢？我们分析可能是由于长期在一起生活的人们都会有着相似的生活习惯，包括饮食上的相似性，而这些都是和痔疮的发病有关的一些原因，比如长时间的久坐久立、饮食方面的喜欢吃辛辣食物等，都是造成痔疮发病的原因。所以，痔疮本身是没有传染性的，您也就不必为痔疮传染这个问题担忧。

痔疮患者该如何选择日常饮食？

俗话说"病从口入"饮食不当也可加重痔疮的发生。所以要在饮食上注意以下几方面：

●荤素搭配，粗细得当，多食膳食纤维，多吃蔬菜和水果，避免辛辣、油炸食物，同时注意不要暴饮暴食及食用过多生冷食物，保证消化功能正常运转。

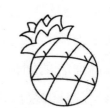

●多食易于消化的高纤维食物，如红薯、玉米饼及各种根茎类蔬菜。痔疮出血时，食用木耳、蜂蜜可起到缓解作用。

●多饮水，食用具有润肠作用的食物，如香蕉、梨、菠菜、蜂蜜、芝麻油及其他植物油、动物油。

●不能吃辛辣刺激性、煎炸熏烤食物，如辣椒、葱、蒜、胡椒、芥末、姜以及羊肉等发物类食物，不能吸烟饮酒，以免刺激直肠肛门部位血管再度充血与扩张，从而加剧或诱发痔疮。

只有得了痔疮才会便血吗？

平时大多数人都认为大便出血就是得了痔疮，其实并不是如此，大便出血是肛肠疾病中的常见症状之一。肛门直肠部位以便血为主要症状的疾病很多，除了痔疮外，还有肛裂、息肉、直肠和结肠肿瘤等。

因此，大便出血不能简单地认为就是痔疮出血而不加以重视，应及时到医院去诊治。进行必要的直肠指诊或纤维结肠镜的检查。

痔疮术前，患者如何面对？

痔疮手术前，个人应当做好以下6方面的准备：

●思想方面：调整好精神状态，解除一切顾虑，消除紧张情绪，确立战胜疾病的信念。

●饮食、生活方面的准备：不需禁食者，手术前3天可保持正常的生活与饮食，需禁食者应控制饮食。不要吸烟饮酒，不吃辛辣刺激性食物，并注意适当休息，保持充足的睡眠。

●身体方面的准备：做好术前检查和其他有关检查，以排除手术禁忌证。积极治疗有可能影响手术正常进行和术后恢复的疾病，如严重贫血、血小板减少、高血压、腹泻等。预防感冒，保持良好的身体状态。成年女性必须待月经干净后才能手术。有习惯性便秘者，手术前应调整好排便，以免因手术后排便困难而增加痛苦。

●肠道与皮肤准备：手术前采用清洁灌肠的方法或通过自行排便的方法排空肠道内的粪便，由医生或护士帮助剃净肛门周围的体毛，用肥皂水洗净肛门部位。

●用药准备：肛门直肠疾病手术前一般不需使用抗生素等药物，但有些手术需从手术前3天开始适当地使用抗生素。有高血压等疾病的患者需服降血压药继续治疗，患有感染性疾病时需继续使用必要的抗生素。

●其他准备：准备几件宽松的内裤和较大的、可用于坐浴清洗肛门的坐盆以及清洗肛门用的柔软的毛巾或纱布（可用旧毛巾或拆开后的消毒口罩）、柔软的卫生纸等，以备手术后使用。

痔疮会变成直肠癌吗？

得了痔疮的患者往往由于难于启齿，能拖就拖不能及时治疗，以致造成病情加重才进行诊治，从发病机制上来讲一般不会发生癌变，这是因为痔疮是直肠肛门部位静脉丛扩张、弯曲、隆起成团的一种静脉肿瘤，是一种良性肿瘤。临床中常见一些痔疮患者合并直肠癌或结肠癌，这大多数是由于直肠或结肠局部恶变所致，与痔疮无关。即使有些时候痔疮发生癌变，也多数由于痔疮黏膜糜烂、长期感染，反复发作，甚至引起肛瘘、肛周脓肿久治不愈所致。目前认为，痔疮本身并不能诱发癌变，患者不要一发现便血或摸到肛门口有小肉块，就与癌变联系到一起，要及时到正规专科医院进行诊治。

孕妇得了痔疮如何治疗？

妊娠时频繁出现痔疮相关症状属于正常生理反应，生产后症状明显缓解，所以不建议妊娠期进行手术。对于Ⅰ度和Ⅱ度的内痔患者，可采用容积性泻药、坐浴、调整饮食和生活方式等保守治疗措施。对于所有妊娠患者，只有0.2%的人需要行痔疮切除术，手术不影响分娩，不会使胎儿产生手术相关并发症。一般建议手术推迟到妊娠3个月以后或分娩完成后。

妊娠后期患痔疮后，一般不主张立刻手术治疗，可选用保守疗法，等到生产后再进一步治疗。这是因为产后随腹压的降低，静脉回流障碍的解除，体内孕激素含量逐渐降低，痔核一般会在4个月内缩小或萎缩。此时若症状消失，可免手术之苦。若仍有痔核存在，再进行手术治疗，这时痔核已较妊娠时明显变小，手术痛苦会相对减小，疗程亦会明显缩短。

痔疮术后会不会复发？

痔疮患者术前术后都有这样的担心。痔疮术后是可能复发的，不注意预防痔疮，可能导致复发率增高。

痔疮是一种血管病变，人在长期久坐、久站工作后，就有可能发生。手术只是将原有的痔核摘除，如果不注意保养，直肠和肛管的静脉照样会瘀血，便产生新的痔核。做好预防痔疮复发，非常重要。

●加强锻炼：一方面，经常参加各种体育活动如广播体操、太极拳、气功、踢毽子等，能够增强机体的抗病能力，减少疾病发生的可能，对于痔疮也有一定的预防作用。这是因为体育锻炼有益于血液循环，可以调和人体气血，促进胃肠蠕动，改善盆腔充血，防止大便秘结，预防痔疮。另一方面还需要加强局部的功能锻炼，例如肛门收缩运动，又称"提肛"。

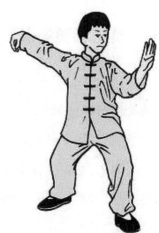

●预防便秘：正常人每日大便 1 次，大便时间有早、中、晚饭后的不同习惯。正常排出的大便是成形软便，不干不稀，排便时不感到排便困难，便后有轻松舒适的感觉，这表明胃肠功能良好。如果大便秘结坚硬，不仅排便困难，而且由于粪便堆积肠腔，肛门直肠血管内压力增高，血液回流障碍而使痔静脉丛曲张形成痔疮。大便时间不宜过长，便时看书、玩手机的习惯要改变。同时，需要避免腹泻。注意孕期保健：妇女妊娠后可致腹压增高，特别是妊娠后期，下腔静脉受日益膨大的子宫压迫，直接影响痔静脉的回流，容易诱发痔疮，此种情况在胎位不正时尤为明显。因此怀孕期间应定时去医院复查，遇到胎位不正时，应及时纠正，不仅有益于孕期保健，对于预防痔疮及其他肛门疾病，也有一定的益处。

●保持肛门周围清洁：肛门、直肠、乙状结肠是贮存和排泄粪便的地方，粪便中含有许多细菌，肛门周围很容易受到这些细菌的污染，诱发肛门周围汗腺、皮脂腺感染，而生疮疖、脓肿。女性阴道与肛门相邻，阴道分泌物较多，可刺激肛门皮肤，诱发痔疮。因此，应经常保持肛门周围的清洁，每日温水熏洗，勤换内裤，可起到预防痔疮的作用。

●注意饮食调节：痔疮术后患者不要饮酒，凡是辛辣刺激的食物，对痔疮的充血出血都有很大的影响，痔疮患者应该少吃或者不吃为宜。保持清淡饮食，少吃油腻食物，不暴饮暴食，防止胃肠功能紊乱。

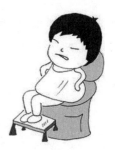

莫把直肠癌误诊为痔疮，需要注意哪些？

直肠癌是一种消化道发生率较高的恶性肿瘤。无论病因病理或是治疗以及预后，直肠癌与痔疮都是截然不同的疾病。然而为何有如此之高的误诊率呢？患者自我误诊是一方面原因，某些检查的不完善是另一方面原因。因为直肠癌与痔疮的临床表现有很多相似之处，例如大便次数增多、便血等，导致直肠癌初期容易被误诊为痔疮。只要患者警惕，直肠癌早期可以被发现，而且早期治疗直肠癌疗效好，良好的预后提高了患者的生活质量。

首先是自我观察和感觉：痔疮患者大便有血，是因排便时擦伤患处，血液多数是随着大便排出后滴落下来的，因此不会与大便混合，而直肠癌患者的大便则常混有血液、黏液。此外，直肠癌患者的大便习惯会明显改变。大便次数增多，还会伴有里急后重的感觉。腹泻的患者如果用药后腹泻仍不能减轻，也应该特别留意。

其次是直肠指检：用手指伸入肛门内检查是一种有效的方法。因为大部分痔疮与直肠癌都是发生于手指可以触及的部位。如果用手指伸入肛门，感到内部有菜花硬块或边缘隆起中央凹陷的溃疡面且发现肠腔狭窄，仅能容下一指，并且检查后发现指套上沾有血液、黏液者，有可能患上了直肠癌，应该立即去医院就诊，避免错过最佳治疗机会。

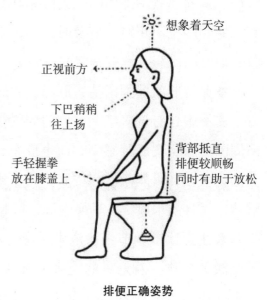

想象着天空

正视前方

下巴稍稍
往上扬

手轻握拳
放在膝盖上

背部抵直
排便较顺畅
同时有助于放松

排便正确姿势

痔疮术后排便注意事项有哪些?

许多肛肠疾病患者手术后对排便非常担心甚至惧怕,切口的疼痛问题给患者带来了巨大的心理负担,那么应该如何正视痔疮术后排便问题呢?

●尽可能一次排便:有的患者因为手术后肛门疼痛而惧怕排便,或因肛门疼痛大便未排空即结束排便,从而导致大便在肠道内停留时间过长,水分被吸收过多,大便变干而难以排出。

●蹲厕不要频繁及过久:有的患者因为手术后肛门坠胀,便意不尽感明显而频繁蹲厕,而蹲厕时间过长容易导致肛门水肿或创口出血。患者可根据自己平时排便量与术后每次排便的量来判断自己的大便是否排净。如第一次大便量较多较软,以后每次量很少或没有粪便排出,则有可能是炎症等刺激导致的便意,应减少排便次数,或及时告知医生自己的病情,接受医生的指导。

●排便时间:应在术后2~3天正常排便,排便过早易造成切口污染、出血、水肿、组织坏死、血栓等不良后果。若排便时间过迟,则会导致排便困难、疼痛。每次排便应控制在3~5分钟内,避免过久。便前或便后热水坐浴可以使肛门括约肌松弛,从而减轻肛门疼痛感。

●泻药的使用:术后应常规使用缓泻药,以使大便既能顺利排出,又能成形不致污染伤口,可于便前使用开塞露等,必要时可食用蜂蜜、香油、香蕉等利于排便的食物。

肛肠疾病术后多久可以恢复?

肛肠疾病术后完全能和术前一样生活和工作,但需要一定的恢复时间。术后恢复到正常状态的时间长短主要与病变的程度及采取的手术方式有关。另外,也与患者原有体质,并发其他疾病、手术损伤、切开愈合、术后的治疗和处置、营养等情况密切相关。

一般顺利的情况下,混合痔、肛裂手术通常术后需要15~20天才能基本恢复正常，外痔术后一般可以较快恢复正常，较小的血栓性外痔只要3~5天就能恢复到正常状态。而肛周脓肿与肛瘘需要依据病情而定，低位者一般需要15~20天基本恢复正常，对高位者则需要时间会长些，1个月左右或更长。

出院后注意事项：一般肛门病术后患者在肛门疼痛减轻、活动比较方便、医生认为无安全隐患时就可以出院。出院后对创面未完全愈合的患者，一定要坚持每日大便后清洗，并及时回医院换药，直至创面完全愈合为止。即使创面完全愈合，出院后仍然需要注意科学合理的饮食，保持大便通畅，以免因大便干燥或腹泻对刚刚愈合的手术瘢痕刺激摩擦。出院后1个月复查或遵医嘱复查。个别患者出院后活动量增大或偶尔大便干燥以及月经期会引起肛门不适、下坠，甚至便后手纸染血，不必惊慌，多为手术瘢痕处表浅皮肤擦伤，外涂红霉素软膏或消痔膏后，3~5天自愈。

预防痔疮方法有哪些？

痔疮虽然不是什么大病，但是非常痛苦。长期慢性出血可能引起贫血，抵抗力下降，百病乘虚而入；经常脱出可能并发感染，坐立不安，一旦细菌入血或是水肿嵌顿坏死，后果严重不说，往往让人苦不堪言。预防痔疮很重要，通常我们预防的目的有几个：痔疮不发生、痔疮不发展、痔疮不发作。这就需要我们做到以下几点：

防止便秘，保持大便通畅，这是预防痔疮最有效的方法。调整饮食是防止便秘关键的一环，应多吃粗粮、豆类、蔬菜、水果等含有纤维素的食品。纤维素能增加肠道蠕动，通便，排除肠道有害物质和致癌物质，对习惯性便秘者更为适宜。晨起吃早餐能加强起床后的直立反射和胃肠道反射，促进排便。另外，有便意感时不能忍着不便，否则容易引起习惯性便秘，最好养成每天定时大便的习惯。排便时不要看书看报、玩手机、久蹲不起或过度用力，这些坏习惯久而久之会形成痔疮，3~5分钟才是合适的排便时间。

不吃或者少吃辛辣食物。吃辣椒、大蒜后第二天大便时如果有刺激灼热感，说明已经过量；酒类致血管充血是非常明显的，痔疮可因此充血扩张，故容易引起痔疮发作。避免久坐久站久蹲、适当调节和运动，增强体质。每日早晚各做两次提肛运动，特别是老年人以及体弱多病者。

及时治疗胃肠道疾病和肛门周围炎症是预防痔疮的有效手段，如腹泻、痢疾、肛周皮肤病等，减少炎症对肛管、直肠的刺激，保持肛周清洁，以减少痔疮的发生。

总而言之，预防痔疮需要全身调理，及时治疗和有效地减少某些可能形成痔疮的疾病及因素，才能有效地预防痔疮的发生。

久坐不动为什么会诱发痔疮？

相关调查表明，久坐患痔疮的概率为72.9%，不断走动的人群，患痔疮概率仅为43%。久坐为什么会诱发肛肠疾病呢？

人们除了睡觉以外的时间里，肛门始终处于人体脊柱的最低点，容易瘀血；当长时间坐着时，臀部长时间承受全身重量，对本来就血流不畅的肛门来说，无疑是雪上加霜，加之久坐缺乏运动，使肛门肌肉闭合功能退化，肌肉弹性下降，收缩无力，直肠黏膜下滑移位，容易发生肛肠疾病。

此外，久坐的人因缺乏运动，胃肠蠕动减慢，使胃肠反射不敏感，排便时间延长，导致便秘的发生。如果大便秘结坚硬，不仅排便困难，而且由于粪便堆积肠腔，肛门直肠血管内压力增高，血液回流障碍而使痔静脉丛曲张形成痔疮。据统计，约90%的肛肠病患者平时都较为偏爱坐软垫椅或沙发。

因此，凡长时间坐着而少活动的人，如办公室文员、司机、公务员等，每坐45~60分钟，应该站起来活动活动，做到劳逸结合，并加强锻炼及户外运动，养成良好的排便习惯，做一做提肛运动，使全身血液流动起来，从而防患于未然。

痔疮患者吃哪些食物好？

饮食调节是预防、减轻痔疮症状、减少痔疮复发的重要因素。俗话说"病从口入"。很多病都是因为饮食引起的，痔疮也不例外。有关资料显示，痔疮的形成原因和饮食有着很大的关系，患者在饮食上稍不注意就会引起痔疮。所以，纠正不良饮食习惯是痔疮治疗的重要措施。

首先宜吃富含纤维素的食物：富含纤维的食物很多，如麦麸、米糠、鲜豆荚、嫩玉米、花生、菠菜、蒜苗、马铃薯、南瓜、胡萝卜、地瓜、海带等，宜经常食用。尤其是老年人容易便秘，更宜多吃。预防痔疮的食物还有赤小豆、槐花、黑芝麻、肉苁蓉、猪和羊大肠、鳖肉、胡桃肉、竹笋、蜂蜜等。如赤小豆与当归合煎，有治疗痔疮出血、脱出的功能；肉苁蓉可用于老年人，具有补肾壮阳、润肠通便的功效；猪和羊大肠具有止血、止痛、消肿的良好作用。患者多食上述食物，可起到预防痔疮复发，缓解症状的作用。

因为便秘是诱发痔疮的病因之一，从预防的角度讲，应防止大便秘结，保持大便通畅，所以饮食方面应多食青绿蔬菜、新鲜水果，如芹菜、菠菜、韭菜、黄花菜、茭白以及苹果、桃、杏、瓜类等含有丰富纤维素的食品，可以增加胃肠蠕动，润肠通便，排出肠道的有害物质和致癌物质。

另外，治疗痔疮最好是口服药和外用药一起用药，内外调理这样能达到标本兼治的目的。

血栓性外痔是怎样的一种病？

血栓性外痔大多突然起病，开始时感觉肛门不适，很快就会感到疼痛，肛门口长出一个圆形或椭圆形肿物，呈褐色或暗紫色，有的明显可看到其中的血栓，摸起来比较硬；有的还可以稍活动，疼痛轻重不一，有的感到剧痛，坐卧不宁；有的则仅有肛门坠胀、异物感。

痔疮患者，排便用力过猛、大便干结、妊娠分娩、负重过度、喝酒熬夜等都可使痔外静脉丛血管内压力增高，尤其是爆发性用力，更易发生痔静脉血管破裂出血，血液凝聚在肛缘皮下，就形成了血栓外痔。

凡能造成痔外静脉丛血管弹力降低、压力增高，使血管破裂者，都是发生血栓性外痔的原因。因此要预防血栓性外痔，就要及时治疗肛门感染性疾病，少饮酒，少吃辛辣刺激食物，平时注意多喝水，多吃蔬菜、水果等，多运动，以保持大便通畅并养成良好的排便习惯；已怀孕的妇女要适当活动，分娩时尽量缩短产程以减少对肛门部的压迫；超过自身能力的重体力劳动应尽量避免。

患者若得了血栓性外痔应以手术切除或手术切开剥离血栓为主。若行保守治疗可局部外敷中药，肛门坐浴中药熏洗。若以上对症治疗后无明显改善，疼痛加重者，建议及时到肛肠科进行手术治疗。

痔疮术后注意事项有哪些？

痔疮对于我们很多人来说，已经并不陌生。有很多患者选择用手术的方法治疗痔疮。手术后处理的正确与否会直接影响到手术效果，不可忽视。下面介绍混合痔术后有哪些注意事项。

饮食的调理对于痔疮患者的康复起到非常重要的作用。患者在进行手术之后的一二天内，应该食用一些容易消化的食物，如粥、面条、面片等。术后第2~3天，患者可以正常下地排便，此时可适当增加面条、粥类的量，保证患者的体力与营养摄入。若患者术后无法正常排便，则应服用一些含有植物油脂的食物，或者饮用适量的蜂蜜水。患者在术后要保持大便通畅，可以多吃一些含有丰富纤维的水果，如香蕉、梨、柑橘、苹果等，但是荔枝、榴梿、石榴等性质温热的食物不宜食用。

除了在饮食方面做好护理，患者还应坚持坐浴和用药，以保持肛门的清洁，促进伤口愈合。伤口愈合后可涂上一些适合的油膏，能有效地保护创伤面，防止感染。手术后患者若感觉肛门干涩、排便困难，可以经常进行中药坐浴，能缓解不适症状。术后很容易发生尿潴留的情况，此时患者可采用热敷或按摩的方式促进排尿。患者在术后要保证足够的休息时间，避免重体力活动1个月，提重物或过量的运动都会使肛门部位的肌肉张力增大，可能会导致伤口开裂出血，应避免进行，这样才更利于伤口的愈合。

痔疮术后最好每日换药1次，换药次数过多，或每次换药时盐水棉球反复涂擦创面，可使新生的幼嫩的细胞被损坏，反而延长了创面愈合的时间，欲速则不达。换药次数过少或术后不换药，容易使创面形成假愈合。

痔疮术后应尽早进行提肛运动。每日做提肛运动2~3次，每次5~10分钟，可增强肛管周围肌肉如外括约肌、耻骨直肠肌的功能和肛提肌的功能，有利于肛门直肠功能的恢复。

怀孕期间如何避免痔疮的发生？

几乎每个生过孩子的女人，无论是在孕期还是在产后期，都曾经被痔疮所困扰着，那么怀孕期间患痔疮，到底是什么原因呢？

孕妇发生痔疮的概率还是很高的。有的症状已经非常严重，疼得坐立不安。但是，怀孕这个生理过程本身，并不是痔疮形成的原因。痔是人人都有的一种正常生理结构，它位于直肠下端黏膜及肛管皮肤下，主要由静脉血管及一些结缔组织组成。在正常情况下，"痔"会保持一定程度的充血，起"闭气闭水"的作用，也就是说，当环境不允许人排气和排便时，痔保证气体和粪便不会溢出。但如果人长期处于某种体位或腹压长期较高，使得直肠末端静脉丛的血液回流受阻，导致血管过度充盈、曲张成球状，就形成了痔疮。

怀孕女性特别容易患痔疮。这是因为妊娠可引起腹压增高，随着子宫体逐渐增大，下腔静脉受压日益加重，特别是胎位不正时，压迫更为明显，直接影响直肠下端、肛管的静脉回流，致使静脉充血、扩张，从而诱发痔疮。

怀孕期间应适当增加活动。避免久站、久坐，并注意保持大便通畅，每次大便后用温水熏洗肛门局部，改善肛门局部血液循环，对于预防痔疮是十分有益的。药物治疗时一定要在专科医生的指导下谨慎使用。

另外，怀孕期间一般活动量较少，胃肠蠕动减慢，粪便在肠腔内停留时间较长，粪便内的水分被重新吸收，引起大便干燥、排便困难。便秘较严重时，可选用麻仁润肠丸或地榆槐角丸；出血时可适当选用止血药物，如止血敏和维生素K、维生素C等；肿痛时可用中药祛毒汤等药物熏洗坐浴，外用九华膏、四黄膏、痔疮膏等药物。

得了痔疮会不会引起肛瘘的发生？

痔疮是人体直肠末端黏膜下静脉丛和肛管皮肤下静脉丛发生扩张和屈曲所致的静脉团。

肛瘘则是直肠、肛管与周围皮肤发生感染相通的一类疾病，一般是由于肛门腺体感染化脓形成直肠周围脓肿，在脓肿破溃或切开后形成的瘘道。也有少数病例的肛门直肠瘘管是由其他疾病的并发直肠周围脓肿溃破后而形成，如溃疡性结肠炎、化脓性汗腺炎、克罗恩病、直肠癌等。

肛裂是什么样的疾病？

肛裂是肛管皮肤组织裂开，反复不愈，逐渐形成慢性溃疡的一种肛肠疾病。本病好发于肛门的前后正中位，以后正中位常见。肛裂的发病率约占肛肠病的20%，以年轻人居多，尤其是年轻女性。据资料调查研究，我国女性发病率约是男性的1.8倍。

肛裂患者有哪些症状？

●疼痛：是肛裂的最主要症状。疼痛的程度和持续的时间预示着肛裂的轻重。粪便刺激溃疡面的神经末梢，引起便后严重的烧灼样或刀割样疼痛，可放射到臀部、会阴部、骶尾部或大腿内侧。便后数分钟疼痛缓解，之后因内括约肌痉挛，产生剧痛，持续数分钟或数小时，此时患者会坐立不安，甚至大汗淋漓，直至括约肌疲劳后，肌肉松弛，疼痛逐渐缓解。待到下次排便，疼痛再次发生。

●便血：以排便时滴血或便后纸上擦血为主，血色鲜红，不会像痔疮一样出现喷血，很少出现大出血。肛裂便血也会周期性反复发作。

●便秘：大多数肛裂患者本身就有便秘史，部分人患肛裂后因肛门疼痛难忍害怕排便，久而久之引起粪便更为干硬，产生便秘，便秘加重肛裂，反反复复形成恶性循环。

造成肛裂有哪些原因？

目前针对肛裂的病因主要有以下几种：解剖因素、内括约肌痉挛、慢性炎症刺激、局部缺血、大便异常等。

●解剖因素：肛门外括约肌在肛管前后形成两个三角形裂隙，对肛管缺乏足够的支撑，导致粪便通过肛门时撕裂肛管皮肤。

●内括约肌痉挛：外部因素导致肛门内括约肌张力增高，造成肛管静息压增高，肛门的舒展性不够，当干硬的粪便通过时，肛管皮肤会产生裂口。

●慢性炎症刺激：肛门因排便处于易感染部位，肛管或肛窦发生感染，致使肛管皮肤不愈合，形成慢性溃疡。长期刺激内括约肌，引起痉挛疼痛。

●局部缺血：肛门出现裂口后，因血管分布异常、内括约肌痉挛引起的肛管张力过大，使裂口处供血不足，皮肤愈合缓慢，反复发作，逐渐形成溃疡面。

●大便异常：长期便秘的人不注意调节饮食、排便习惯，不去系统治疗便秘，导致大便存留肠道时间久引起便干。干结的粪便硬性通过肛管时，擦伤肛管皮肤，撕裂肛管造成裂口，这是肛裂形成的直接原因。有人研究发现，不仅是便秘，腹泻也会产生肛裂，可占到肛裂诱因的4%～7%。

肛裂的治疗方法有哪些？

早期肛裂通过非手术治疗一般即可获得治愈。外用药物（如高锰酸钾溶液）坐浴；外涂促创面愈合药膏，促进溃疡愈合；硝酸甘油药膏外用，能缓解内括约肌痉挛引起的疼痛；还可以应用扩肛及药物注射治疗。如果药物治疗效果不佳，而且已经发展为陈旧性肛裂，目前，治疗陈旧性肛裂最好最快的治疗方法是手术。

治疗肛裂的手术术式有哪些？

手术中将陈旧性溃疡面梭形切除，暴露正常组织，使创面逐渐愈合。也可将创面应用可吸收线缝合，术后需要无渣饮食控制排便，减少感染概率。如内括约肌痉挛，可切断部分内括约肌缓解疼痛或解除肛门狭窄。同时手术切除哨兵痔和肥大肛乳头。肛裂手术也可以应用侧切术。

如何远离肛裂疾病的发生？

预防肛裂的关键是解决便秘。到正规医院就诊积极治疗便秘，一直以来，饮水疗法是防止便秘最有效而价廉的方法。日常可以饮用白开水、淡盐水、蜂蜜水和饭前饭后的汤水。

在饮食方面，忌吃辛辣、油腻、油炸等带有刺激性的食物，最好能够以清淡的为主。宜多进食一些含植物纤维素丰富的食物，如新鲜蔬菜、水果、甘薯、麦片等。粗纤维食物能软化大便，增加排便量，并刺激肠道蠕动。最重要的是一日三餐要正常，切勿暴饮暴食。

在正常生活中应养成良好的定时排便习惯，切勿憋便憋尿，即使在没有任何便意的情况下也应该定时上厕所，形成条件型习惯性反射排便。符合生理要求的排便时间是早晨起床或早餐后。经过一夜的消化、吸收，粪便已储留在乙状结肠。起床所产生的"起立反射"和早餐后产生的"胃结肠反射"可使结肠蠕动波增加，结肠内压增高，产生便意。此时可以不增加腹压，顺利地将粪便排出。

适量的活动或运动有益于血液循环，可以调和人体气血，促进胃肠蠕动，改善盆腔充血，防止大便秘结。也可以用自我按摩的方法改善肛门局部血液循环。

肛裂患者术后该如何护理？

●调整心态：放松紧张的心情，增强与疾病作斗争的信心，从而保持心情舒畅、平和。

●调理饮食：合理安排膳食，术后前3天以无渣饮食为主，3天后多食新鲜水果、蔬菜及粗纤维食物，有利于胃肠蠕动，防止便秘。

●通畅大便：长期便秘是引起肛裂最主要的原因，因此，保持大便通畅，对该病的预防至关重要，患者应养成每天排便的习惯，定时排便，适当地逐渐增加活动。针对便秘患者可以辅助应用通便药物。

●注意卫生：保持肛门处卫生、便后应及时清洗肛门，勤换内裤，可有效地防止感染。

●对症治疗：积极遵医嘱换药治疗，应用洗药、栓剂、药膏促创面愈合，防止感染发生。

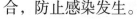

肛裂的危害有哪些？

肛裂本身的疼痛程度已经影响到了日常的工作、学习和生活。如果不及时诊治，早期肛裂会转变为陈旧性肛裂，括约肌痉挛引起的疼痛加重，反反复复会导致溃疡面感染，引起肛门口狭窄，排便更加困难。若已发展为陈旧性的病变还不治疗，就会导致便秘、疼痛、肛裂三者相互影响、相互加重，严重时甚至导致胃肠功能紊乱。还有，肛裂创面出血会导致感染加重，炎症向肛门内扩散，常引起肛窦炎和肛乳头炎，最后形成肛乳头肥大。

肛裂裂口的下端皮肤因炎症刺激改变，会引起局部组织增生，形成皮赘，也就是结缔组织外痔，又称为哨兵痔。如果裂口炎症向皮下扩展，加之肛门括约肌痉挛，使感染的分泌物引流不畅，分泌物潜入肛缘皮下，形成脓肿，脓液慢慢向裂口处破溃，就形成肛瘘。如果创面反复感染不愈合，分泌物增多，流出肛外刺激皮肤，而导致皮肤瘙痒和肛门湿疹。目前还没有关于肛裂会直接转变为癌症的报道。

儿童肛裂怎么办?

儿童肛裂一般是由长期便秘引起的，其症状以疼痛、便血为主，给患儿排便带来极大痛苦。长期肛裂会造成儿童因恐惧排便而不敢进食，导致营养不良，影响其生长发育。如发展为陈旧性肛裂，还需手术治疗。

儿童肛管外括约肌浅部在肛门后方形成肛尾韧带，坚硬且伸缩性差，肛门后方承受的巨大压力导致此处容易受到损伤。便秘的孩子大便干硬，排便时用力过猛，易损伤肛管皮肤，反复损伤使裂伤深及全层皮肤，形成慢性感染性溃疡。若孩子还患有一些其他肛管疾病，如肛窦炎等，患处向下蔓延成皮下脓肿，破溃成慢性溃疡，也是导致肛裂的原因。

一旦孩子得了肛裂，首先要保持大便通畅，口服缓泻剂或香油，让大便松软、润滑，多食用富含纤维素及维生素的蔬菜和水果，例如香蕉、梨、山楂、火龙果等，避免辛辣食物。改变孩子的大便习惯，逐步纠正便秘的发生。其次要保证肛门局部清洁，温水坐浴。也有建议在肛门局部外用硝酸甘油软膏、局麻药膏、地尔硫卓软膏等方法，目的是靠这些药物松弛肛门括约肌，不让伤口再被撑裂，必要时需采取肛管扩张手术。所以，对于儿童肛裂，一旦发现，应及早治疗。

肛裂治疗后为何会复发?

有一些肛裂患者会发现，自己的肛裂症状总是时好时坏，常常复发，长久以往甚至染上了其他肛肠科疾病，因此头疼不已。肛裂总是复发，这或许和患者自身的生活习惯有关系。

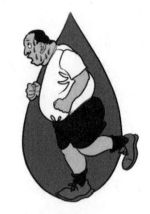

●缺乏适量运动：肛裂在接受治疗后，有不少患者都会存在错误的认识，觉得自己是调理身体的时候，不宜运动。这就使肠道蠕动变差，容易出现便秘，因为这时肛门还是比较脆弱的，受便秘影响肛裂极易复发。

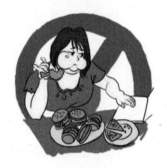

●饮食不当：在治疗后，很多人对于饮食还是没有提高重视。就使得便秘很易发生，这就容易引起肛裂的反复发作。

●饮水少：治疗后的患者又开始忙碌自己的工作，常会忘记喝水，就会使肠道内缺水，导致肠道的干燥，排泄物不宜排出就又导致了便秘的发生，而便秘就是造成肛裂的首要原因，这就导致了复发的出现。得了肛裂，如坐针毡。请养成良好的生活习惯，远离肛肠疾病。

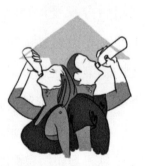

肛周脓肿是怎样的一种病?

肛周脓肿全称为肛门直肠周围脓肿，指肛腺感染后炎症向肛管直肠周围间隙组织蔓延而发生的化脓性疾病。本病任何年龄均可发生，但以20～40岁的青壮年居多，婴幼儿也时有发生，发病男性多于女性。肛周脓肿不同于一般的体表疾病，并不是外伤感染导致的，而是与肛管内部的肛腺组织的感染有着密切的关联。可以说是由于肛门内部肛腺的感染继而引发的肛周脓肿，这也解释了肛周脓肿术后一般会形成肛瘘的原因。

肛周脓肿的主要表现有哪些？

肛周脓肿的一般症状是一个由轻到重的过程，首先感到肛门周围有一肿块，有轻微的疼痛或者是感到肛门内刺痛，或者是肛门坠胀疼痛。之后肛门周围的肿块继续增大、红肿、触痛、质地较硬。继续向严重方向进展的患者会有恶寒发热、身体困倦、食欲不振、大便秘结等症状。如果没有得到及时的治疗，往往1周左右可在局部形成脓肿。深部脓肿起初的表现可以不明显，但是由于炎症引起的发热等症状可能表现得更加严重。

脓肿形成以后局部一般会有比较容易触及的波动感，波动感即是一种在皮下可触及水气球样的触感，如果自行破溃或切开后可有黄白色的脓液流出，疼痛症状也能得到明显缓解。另外，对于患有结核病的患者合并患有肛周脓肿的时候，症状会有别于一般脓肿的患者，即发病缓慢，肿痛症状较为轻微，但是会伴有结核患者的低热、消瘦等结核的常见症状。

肛周脓肿有哪些病因？

●感染因素，临床中最为常见的感染就是肛管处肛腺（在肛门向上2~3厘米的距离，不均匀地分布着一些腺体，开口方向正好和排便方向是相反的，就是排便是向下而腺体的开口

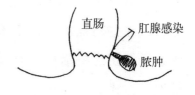

是向上的，所以在腹泻的时候就很容易造成粪便进入腺体内部）的感染，由于腹泻时粪便进入并积存于肛隐窝内后，引发了肛腺的感染，继而向肛管直肠周围的间隙感染，继而形成肛周脓肿。

●损伤后造成感染：由于直肠内异物或干结粪便经过直肠造成的损伤，或者外伤导致了感染向深部组织扩散，划伤的肠黏膜由于局部病原菌较多继发感染，继而形成了肛周脓肿。

●肛门周围的皮肤毛囊或者汗腺出现了感染，这种感染形成的脓肿可

归类为非瘘管性脓肿，因为来源并非在肛管内部的腺体，所以不会形成肛瘘。

肛周脓肿能不能保守治疗？

只能说有一部分患者在疾病的早期及时治疗，通过中医保守治疗和西医抗生素结合治疗，最终脓肿得到了吸收，这是最理想的结果，但是不能就说发现了肛周脓肿以后，任其发展就能依靠身体的免疫功能战胜疾病，发现自己患有肛周脓肿后应该尽早地到正规专科医院进行专业的治疗。手术治疗仍然是最为恰当的治疗方式。另外，对于选择了保守治疗方式的患者，应当在治疗后的1周内密切观察病情变化，最好选择结合超声检查的方式明确疾病的治疗和变化情况。

肛周脓肿的治疗方法有哪些？

肛周脓肿的治疗方式分为保守治疗和手术治疗。

●保守治疗：分为中医疗法和西医疗法。中医疗法为根据病情的不同阶段，患者的年龄、性别、体质因素等多种因素相结合，辨证施治，针对肛周脓肿早期和成脓期采用较为理想的方式；西医疗法即是抗感染治疗和相应的一些对症治疗，临床上多根据其不同的致病菌株选用较为敏感的抗生素进行抗感染治疗，对症治疗则多为静脉补液、降温治疗、补充维生素等治疗方式。

●手术治疗：是目前国内外治疗肛周脓肿最有效、最常用的方式，肛周脓肿的手术治疗方法针对不同的脓肿位置和深度采用的手术方式有所区分。肛周脓肿切开引流术是临床中最为常用的手术方式，就是将脓肿切开后脓汁彻底引出，同时清理脓腔、修剪创面以保证引流通畅，但由于手术中有脓汁属于有菌手术范畴不能对内口进行处理，所以术后可能形成肛瘘而需二次手术。还有中医传统手术根治脓肿的手术方式，一次性切开术，在位置较低的脓肿手术中较为常用，在术中切开后彻底清理脓腔，再以探针探查至内口后对其进行切开。切开挂线术，适用于高位脓肿（即位置较深的脓肿）。另有保留括约肌根治术，以上是几种对于脓肿的根治术，其共同点是均对内口进行处理，或直接切开或者用挂线的方法慢性切割。

选择哪一种手术方式还要根据患者的具体情况，建议应该由正规专科医生根据患者病情选择一种最为适宜的手术方式，以达到最佳的治疗效果。

火疖子与肛周脓肿有没有关系？

火疖子与肛周脓肿之间并没有绝对的关系，肛周脓肿大部分的形成是由于肛管内部的肛腺感染，继而通过肛门周围的肌肉间隙、淋巴组织蔓延至肛管直肠的周围间隙，最终形成肛管直肠周围脓肿，所以显而易见，由于肛腺感染原因造成的肛周脓肿与皮肤浅表毛囊感染的疖肿没有关系。

临床当中也有很多臀部周围的脓肿患者，这种臀部的脓肿多是由于多个在皮肤表面临近毛囊的深部感染造成的，所以只有臀部脓肿或臀部汗腺炎可能由火疖子演变而来。这种脓肿因位置相对较为表浅故而不会形成肛瘘，而肛周脓肿多为肛管内的腺体感染所致，与火疖子的发病并没有太多的关联。

为什么不要轻视肛周脓肿？

肛周脓肿的患者早期往往不重视，自认为是得了火疖子，于是有些人凭着"经验"，自己当起医生服些消炎药，或外用消炎药膏，拔毒膏等挤压排脓，以为这样就会"手到病除"了。实际上这样不但不会减轻病情，反而会使病情加重，使红肿疼痛加剧，甚至可引起高热、败血症等，这时再到医院诊治，不仅使治疗难度加大，自己也增加了痛苦。所以一旦发现肛周脓肿，应及时到正规专科医院诊治，以免延误病情。

得了肛周脓肿就会发烧吗？

发热症状的出现与肛周脓肿的疾病发展有很大的关系，不能一概而论地认为患有肛周脓肿就一定会发烧。由于肛周脓肿是一个逐步进展的疾病过程，所以在脓肿形成的初期应称为炎症浸润期，是脓肿逐渐在局部形成瘀肿、炎性水肿的过程。同时由于局部血流量的增多和血流的加快，使局部皮温升高。在初期这一阶段由于造成感染的致病菌没有进入全身血液循环，故而不会引起明显的全身中毒症状，仅仅停留在局部的红肿热痛症状。

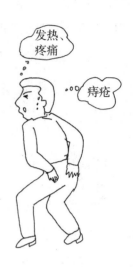

肛周脓肿进展至中期时即化脓期，在局部形成了脓汁（由变性坏死的白细胞、液化的坏死组织、少量浆液、纤维素和病原菌组成），此时由于体内出现了感染导致白细胞的升高，出现了全身的炎症反应，所以会引起体温升高，即出现了发烧的症状。

火疖子≠肛周脓肿？

肛周脓肿和火疖子，不是一回事，因症状相似，很多人都把肛门周围的火疖子和肛周脓肿混为一谈，认为肛周脓肿就是火疖子没有及时处理，或者是火疖子变大了就形成了脓肿。而实际上两种疾病之间确实存在着很多的相同点，但并非就是前者引发了后者的发病：两者都是由于急性感染而引起了化脓，都具有局部炎症造成的红、肿、热、痛等特点。而两者之间也存在着明显的差异。

人们通常所说的火疖子又称疖子、疖肿，是指一种在皮肤表面毛囊组织及其所在毛囊深部周围组织的急性化脓性感染，部位比较浅在，一般多长在皮里肉外，范围较局限，大小约1厘米，中央有脓栓，出脓后就愈合了，一般不会出现明显的全身中毒症状，如果邻近的多个毛囊组织出现感染、炎症融合后多易形成痈，一般独立的肛门周围的疖肿因位置较为表浅愈后都不会遗留肛瘘。

肛周脓肿是指肛门直肠周围组织及其间隙的急性化脓感染性疾病。发病急骤，大部分患者疼痛较为剧烈，同时伴有全身中毒症状，脓肿范围较容易扩散，如未能得到及时处理，可能出现感染性休克，甚至危及生命，破溃后易形成肛瘘。临床中绝大多数的肛周脓肿是由于肛腺感染引起的，少数的肛周脓肿由皮肤感染引起。位置与火疖子相比要深，是从肠腔内部向外感染继而形成的脓肿，多数是与肛管或直肠段相通的。任何年龄均可发病，但以20~40岁青壮年多见，男性多于女性。表现为肛门部疼痛剧烈，坐卧不安。若没有及时有效地治疗，脓肿向周围间隙扩散、蔓延，使肿痛范围扩大；继而容易形成肛瘘。

为什么夏天肛周脓肿发病率较高？

夏季气温较高，休息时间相对较少，身体易于疲劳，食欲也相对不好，身体抵抗力减弱，为感染性疾病的发生提供了一定的基础，夏季食物变质快，人误食变质食物后易发生急性菌痢、胃肠炎等疾病，导致肛周感染，引起肛门直肠周围脓肿的发生，夏季出汗较多，大肠对水分的吸收代偿性增强，粪便易干结，导致排便困难，有时会擦伤肛管皮肤黏膜特别是肛窦，导致感染化脓，夏季出汗多，肛门部位容易潮湿，也是肛周感染增多的一个原因。

中医认为，夏季暑湿之邪气旺盛，机体内的火气较旺，内外合邪，容易导致肛周脓肿的发生。

如何避免肛周脓肿？

●避免肛门外伤，如外伤后要及时消毒并治疗。
●不要食用过多辛辣食物，减少辛辣刺激对肛周组织的危害，不要吸烟、酗酒，避免暴饮暴食。预防和治疗便秘、腹泻。

●糖尿病患者要控制好血糖，血糖升高会增加感染的机会，肛门局部抵抗力减弱，发生肛周脓肿的机会也会增加。

●加强体育锻炼，增强机体抗病能力，保持充足睡眠，多参加些有意义的娱乐活动，保持愉悦的心情，避免着急上火。

●如发现肛门不适要及时就诊，青春期男性激素分泌旺盛，容易发生肛隐窝炎和肛周脓肿。平时要保持肛周皮肤清洁，养成便后清洗的习惯。

膏药能治好肛周脓肿吗？

中医的内服汤药结合外用膏药对于早期的肛周脓肿确实有一定的疗效。但值得注意的是，中医膏药仅能治疗初期发病的肛周脓肿，同时还要根据病程、体质、年龄及性别等不同因素辨证施治。所以，建议发现自己有肛周脓肿的患者，即便选择了早期保守治疗，最好也要去正规医疗机构寻求专业医生的帮助。

另外，还有一些已经形成脓肿的患者选择使用中医的拔毒膏使脓肿破溃、脓汁溢出后，症状也能得到明显的缓解，这当然是一种比较实用的传统治疗方法。需要注意的是，破溃的脓包并没有得到彻底的清理，可能由于内部坏死组织残留再次引发感染，如果通过手术的方案治疗，首要目的便是在脓肿切开放出脓汁后，做到引流通畅，进而防止再次形成脓肿。

肛周化脓性汗腺炎是什么样的一种病？

肛周化脓性汗腺炎是指肛门周围皮肤大汗腺反复感染化脓形成的慢性蜂窝织炎样皮肤病，最终引起肛周、臀部、阴囊或骶尾部广泛性囊肿和窦道。

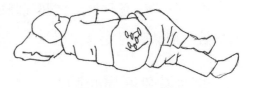

肛周化脓性汗腺炎

肛周坏死性筋膜炎是什么样的一种病?

肛周坏死性筋膜炎是一种以侵犯会阴部筋膜为主，累及皮肤，皮下组织的急性坏死性感染，临床上比较少见，发病急，进展快，全身中毒症状重，死亡率较高，多由需氧菌及厌氧菌等混合感染引起。

肛瘘是怎样的一种病?

肛管直肠与肛门周围皮肤相通的感染性管道，临床上多由直肠肛管周围脓肿引起，是常见的直肠肛管疾病之一，任何年龄都可发病，多见于青壮年男性。

肛瘘是由内口、瘘管和外口构成。条索状物为瘘管，内口在肛内，外口为反复流脓水破溃的地方。肛瘘一般分为低位肛瘘和高位肛瘘；简单肛瘘和复杂性肛瘘。

肛瘘有哪些主要症状?

肛周皮肤溃口反复流脓性或出血性分泌物，甚至有粪便或气体排出，由于分泌物的刺激可引起肛周皮肤潮湿，瘙痒，有时形成肛周湿疹，可触及条索状物通向肛门，伴有局部压痛，有的患者脓肿和肛瘘反复交替发生。

肛瘘会不会癌变?

答案是肯定的，肛瘘长期不能得到有效治疗可以转变成癌症，且此类病例近年来持续增加。一般认为肛瘘癌变与长期慢性炎症刺激关系密切，肛瘘癌变是一个渐进过程，往往因单纯肛瘘不及时治疗，反复感染变为复杂性肛瘘，复杂性肛瘘外口周围皮肤反复破溃、愈合、再破溃，周而复始，肛周皮肤组织由软变硬，渐渐硬结连接成片，疼痛并不剧烈（往往不会引起患者重视），最终癌变。据报道，肛瘘10年以上者癌变率较高，应当引起患者高度重视。

肛周脓肿手术和肛瘘手术能一起做吗？

肛周脓肿与肛瘘是同一种疾病的不同阶段，患者往往经历了肛周脓肿之后，逐渐形成肛瘘。据报道此种概率在27%~80%，有的人害怕二次手术，要求医生在行肛周脓肿手术同时一并把肛瘘手术做了。这种冒进的做法，一度被广泛应用，但是随着对肛门功能保护的重视，肛周脓肿一期切开引流，二期行肛瘘手术的治疗方案，逐渐被业内所接受。因为在肛周脓肿的患者中，大部分可能不会形成肛瘘，所以不能采取激进的态度实施手术，破坏肛门括约肌。另外，在肛周脓肿的手术中，因为是疾病的早期阶段，寻找肛瘘内口，大多是困难的，甚至是盲目的，有时会人为探查造成"假内口"的发生。因此肛周脓肿与肛瘘尽量分期治疗。

婴幼儿也会得肛瘘吗？

一般认为肛腺感染对肛周脓肿和肛瘘的形成有重要意义，肛腺属于内分泌腺，由于婴幼儿处于内分泌旺盛时期，因此是肛周脓肿和肛瘘的高发年龄段之一。

为什么婴幼儿的肛腺容易受到感染？从生理上分析，可能与儿童骶骨曲尚未形成，粪便容易直接冲击肛管齿线处，造成肛窦黏膜容易破损，因此细菌易于侵入肛腺内而致病。另外，儿童肛管皮肤黏膜娇嫩，一些家长因使用手纸擦破肛窦黏膜，易引起肛周脓肿，从而继发肛瘘。

肛瘘有哪些治疗方法？

关于肛瘘的治疗术式总结起来不下数十种，从传统术式到现代微创术式常用的大体包括以下术式，肛瘘切开术、肛瘘切除术、挂线疗法以及保留括约肌术式（所谓的微创术式）包括肛瘘栓瘘管堵塞术，生物蛋白胶封堵术，LIFT（瘘管结扎术）、ERAF（经肛推移黏膜瓣术）、VAAFT（视频辅助下的肛瘘切除术）等。

手术方式较多，到底哪个术式更适合，主要是根据患者的病情结合个人情况选择适合的最佳术式。目前没有一种固定术式适合所有肛瘘患者。

如何避免肛瘘复发？

避免经常饮酒及辛辣饮食，避免腹泻、便秘及休息不规律。术前常规行纤维结肠镜检查，排除溃疡性结肠炎、克罗恩病、肠结核等疾病。

如发现上述疾病应先行对症对因治疗，然后再行手术治疗。手术恢复后要适当运动，保持健康乐观情绪，提高免疫力。

直肠阴道瘘是怎样的一种病？

直肠阴道瘘是直肠和阴道之间形成的先天或后天的通道，瘘的内侧面被覆上皮组织，可发生在阴道的任何位置，但大多数发生在肛管至齿状线之间。

骶尾部藏毛窦是什么样的一种病？

骶尾部藏毛窦是一种发生在尾部近尾骨处的含有毛发的皮下窦道，分先天性和获得性两种，先天性大致是由于胚胎发育过程中髓管残留物及皮肤附属物生成囊肿，获得性大致是由于毛发刺入皮肤，继发感染形成窦道。

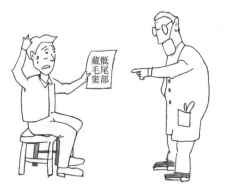

藏毛窦有何临床表现？

本病患者囊肿无感染，常无症状，只是骶尾部隆起，有的感觉骶尾部疼痛和肿胀。若有感染，可出现脓肿以及疼痛、触痛、发热、发冷和全身不适症状。有的逐渐消失，多数自行破溃后或切开成窦，常因窦口流出分泌物污染衣裤，如窦口阻塞分泌物厚积，又可发生肿胀破溃，如此反复发作，形成很多窦口。有的发作1~2次后症状消失，但大多数是反复发作，逐渐加重。

藏毛窦的诊断要点？

●骶尾部急性脓肿和局部有急性炎症表现。
●有脓性分泌物的慢性窦道和瘘管形成。
●检查时在中线位可见到藏毛腔。

骶尾部畸胎瘤是怎么样的一种病？

骶尾部畸胎瘤是来源于有多向分化潜能的生殖细胞的肿瘤，往往含有3个胚层的多种多样组织成分，排列错乱，瘤体内有时能见到小块骨，软骨等，囊腔内有皮脂、毛发，甚至可见牙齿。

肛窦炎是怎样的一种病？

肛窦（肛隐窝）和肛瓣发生炎症时称为肛窦炎或肛隐窝炎。因肛窦开口向上，容易积存或被分泌物堵塞而引起感染，感染不易控制而形成慢性炎症。可引发肛周脓肿、肛瘘、肛乳头肥大、直肠炎、肛周瘙痒等其他感染疾病。

肛窦炎有哪些主要症状？

肛窦炎的患者主要表现为肛门坠胀坠痛，间歇性刺痛，有时肛门呈持续性疼痛，可累及臀部及大腿内侧，小腹坠痛等症状，时常总觉得排大便有便不净、便意较频感，有时还会出现肛门瘙痒不适感。

肛窦炎有哪些治疗方法？

据统计，82%的肛门直肠病变与肛窦感染有关，积极有效的治疗肛窦炎对预防肛门直肠疾病有着重要的意义。

肛窦炎是慢性炎症性疾病，抗生素对其治疗慢性炎症疗效不明显，且不能长时间使用。内服可选择中药制剂，服用时间可相对较长，副作用小，外用药物可选择熏洗坐浴、灌肠、消炎栓等栓剂纳肛，两者结合，疗效较好。

肛窦炎该如何预防？

得了肛窦炎是非常痛苦的，反复发作。因此，如何预防尤为重要。首先要做到改变不良生活习惯，尽量避免吃辛辣、刺激性食物，多吃新鲜蔬菜、水果、防止便秘，保持肛门局部清洁，同时要避免腹泻及时治疗肠道急慢性炎症等。其次，要加强身体锻炼，增强抗病能力。最后，就是要保持良好的心理状态。

为什么肛门坠胀症状不容忽视？

肛门坠胀是患发肛肠疾病的先兆警示。肛门坠胀的患者，常常频繁如厕，便后却依然坠胀，有些肛门坠胀患者尚可伴有灼热感，十分痛苦。从现代医学的观点来看，肛门坠胀可由多种疾病引起，是一种不容忽视的症状。

临床上可以引起肛门坠胀感的疾病有很多，主要有肛窦炎、肛门直肠周围感染、直肠黏膜脱垂、直肠炎、肛门直肠痛、直肠癌等。正因为肛门坠胀患者潜伏着患有以上疾病的可能性，因此，只要出现相关症状，都应该及时就医，到医院肛肠科接受检查，明确诊断，抓紧治疗，以免病情不断加重和恶化。如果内痔经注射、结扎、套扎等治疗后出现肛门坠胀，那是一过性的正常反应，随着时间的推移和创面的逐渐愈合，肛门坠胀最终会自然消失。

肛乳头瘤是怎样的一种病？

肛乳头瘤是由于肛管处感染、外伤或刺激所致，如慢性肠道炎症的刺激、习惯性便秘者大便在直肠内积存时间过久或是大便干燥硬结。长期刺激增大变硬，是肛门直肠常见的良性肿瘤之一。本病起病隐匿，病程进展缓慢，为良性肿瘤，治疗愈后效果好。多见于青壮年，女性大于男性。临床上除肛乳头瘤脱出外，时有便后出血，排便不净的感觉，肛门瘙痒，为主要表现。

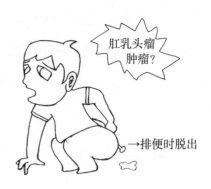

肛乳头瘤肿瘤？

→排便时脱出

肛乳头瘤与肛窦炎之间有什么关系？

很多时候我们都会发现，肛乳头瘤的病因与肛窦炎有着密切的关系，两者互为因果，由于长期的慢性炎症刺激逐渐增大，往往因症状较轻，病情进展缓慢，易被患者所忽视，随着瘤体逐渐增大，脱出肛门后才被重视。

早期治疗是预防肛肠疾患的关键：肛乳头瘤虽为良性肿瘤，但肛乳头瘤的发生主要与肛窦炎有着密切的关系，两者互为因果。

肛乳头瘤手术治疗：虽然手术治疗对肛乳头瘤是根治性的，但要严格掌握其手术时机。要根据其病情不同时期的发展，采用相应的综合治疗方法，对早期的采用一些预防性的治疗，对不能手术的患者，在治疗的同时，配合中药灌肠治疗，以提高疗效。在手术当中要注意保护肛管皮肤，尽量减少对肛管皮肤的损伤，避免后遗症的发生。

如何预防肛乳头瘤？

肛乳头瘤又称肛乳头肥大或乳头状纤维瘤，是一种常见的肛门良性肿瘤。肛乳头肥大是一种增生性炎症改变的疾病。长期存在于人体，则有恶变的趋向，临床上随着肛乳头逐渐增大，有时可随排大便脱出肛外，反复脱出，需要手术治疗。得了肛乳头肥大使患者坐立不安，心情低落，那么我们应该如何预防肛乳头肥大呢？

●避免吃一些刺激性食物，如辛辣食物。

●纠正不良的生活习惯，如饮酒，久坐都会刺激肛乳头瘤。

●保持肛门清洁，勤换内裤，坚持每日便后清洗肛门，对预防感染有积极作用。

●积极锻炼身体，增强体质，增进血液循环，加强局部的抗病能力，预防感染。

●及时治疗可引起肛周脓肿的全身性疾病，如溃疡性结肠炎、肠结核等。

●不要久坐湿地，以免肛门部受凉受湿，引起感染。

●积极防治其他肛门疾病，如肛隐窝炎和肛乳头炎，以避免肛周脓肿和肛瘘发生。

●防止便秘和腹泻，对预防肛周脓肿与肛瘘的形成有重要意义。

●一旦发生肛门直肠周围脓肿，应尽早医治，以防蔓延、扩散。

肛门周围有哪些皮肤病？

肛周皮肤疾患常见的有肛门瘙痒症、肛周湿疹、肛周神经性皮炎、肛周皮肤癣、肛门接触性皮炎、肛门尖锐湿疣，较少见的有肛门皮肤结核，肛门部梅毒等。

●肛门瘙痒症：是一种神经机能障碍性皮肤病。主要以肛门周围顽固性发痒为主要症状，有蚁走感，有的可蔓延到会阴、外阴或阴囊后方。部分患者夜间奇痒，影响睡眠。中年人多见。

●肛周湿疹：是一种变态反应性皮肤病。以瘙痒、分泌物渗出、皮疹呈多形性、反复发作为主要特点。肛周常潮湿，皮肤浸润肥厚，可发生皲裂。任何年龄均可发生。

●肛门神经性皮炎：是一种慢性局限型神经功能障碍性皮肤病，临床特点为皮肤苔藓化，瘙痒剧烈，病程缓慢，反复发作，常数年不愈。

●肛周皮肤癣：是由真菌感染而引起的肛门皮肤病，常见的有环癣和花斑癣。多由股癣蔓延，容易发病，为传染性皮肤浅部霉菌性疾病。一般多发于夏季，冬季可自愈。本病无论男女老幼均可发生。

●肛门接触性皮炎：是指皮肤或黏膜接触某些外界物质，因过敏或强烈刺激而发生的浅在性炎症。皮肤损害仅仅局限于接触部位，除去病因则很快自愈，病程短，不易复发。

●肛门尖锐湿疣：是感染病毒引起的增生性疣状赘生物。主要通过性接触而发生肛门生殖器疣，是一种十分常见的性传播疾病。在与尖锐湿疣患者性接触后约2/3的人会被感染，也可能因接触尖锐湿疣患者的分泌物或污染物而间接感染。调查表明，肛门瘙痒、公共浴池的公用毛巾、不安全的性接触、肛周疾病可能是发病的促进因素。

●肛门皮肤结核：是结核杆菌感染所致的肛门皮肤病，分泌物为脓性，量多，有传染性。

●肛门部梅毒：由梅毒螺旋体引起的一种慢性传染病。主要通过性交传染，临床上较为少见。

肛周湿疹是怎样的一种病？

湿疹是一种常见的过敏性变态反应性皮肤病，可发生于身体的任何部位，发生在肛门或肛周部位的湿疹称为肛门或肛周湿疹。此病无传染性，男女老幼均可患此病。

肛周湿疹有哪些主要表现？

肛周湿疹最明显的表现就是痒，发病初期局部表现有红斑、丘疹、渗出、糜烂、脱屑等，轻者微痒，重者瘙痒难忍，夜间加重，经常因搔抓导致皮肤破溃、出血，时间久了转变为慢性，表现肛缘皮肤粗糙、增厚，呈苔藓样改变，伴有皲裂，颜色为棕红或灰白，反复发作。

肛周湿疹有哪些治疗方法?

肛周湿疹的患者因瘙痒而影响生活、学习和工作,治疗显得特别重要,应避免搔抓、摩擦,可先用温水清洗局部,避免用过热的水洗,而后再考虑系统治疗。首先,可口服或注射抗过敏药物,炎症较重时可使用激素治疗,伴有感染、发热、淋巴结肿大的可适当用抗生素。其次,局部可外涂治疗湿疹的药膏。最后,对药物治疗无效的慢性湿疹,可采用手术治疗,术式有长效麻醉剂做肛周皮下封闭术或肛周皮下神经离断术等。

肛门瘙痒是怎样的一种病?

肛门周边的瘙痒是比较常见的,临床上是肛管以及肛门周边的皮肤有剧烈的瘙痒的感觉,长时间不治疗可能导致瘙痒加重,甚至蔓延到会阴部。一般晚上比白天严重,就像虫子在爬,影响睡

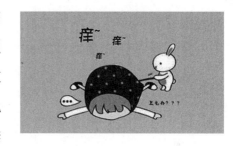

眠质量。局部皮肤因搔抓出现抓痕,血痂,色素沉着,苔藓样硬化或湿疹样变,潮湿或皲裂,皮肤浸润肥厚,还可继发感染。

治疗肛门瘙痒,尽可能地寻找病因,对患者的工作环境,生活习惯,饮食等方面作深入地了解,避免各种外界刺激,如热水烫洗、暴力搔抓、过度洗拭以及接触对患者敏感的皮毛制品,避免易致敏和有刺激的食物,如鱼虾、咖啡、酒类等。内裤不要过紧或过硬,一定要宽松合体,勤加换洗。

肛门瘙痒症有哪些治疗方法?

治疗原则要找到造成肛门瘙痒的根本原因,去除引起瘙痒的因素,如果一时难以确定原因,可先用抗过敏药物治疗观察效果,积极治疗痔疮、肛瘘、肛裂、肛乳头肥大等肛周疾病,局部外用药物,通常选择收敛剂

（硼酸水）湿敷（皮肤破损者禁用硼酸制剂），最常用还是外用药膏（可先用些含激素的药膏，控制症状后逐步用不含激素的药膏代替），因外用药物较多建议在专科医生的指导下使用。

如何远离肛周瘙痒？

●加强锻炼，增强体质，作息规律，避免焦虑、紧张、过度劳累。

●勤换洗内衣内裤，保持局部清洁，洁身自好，公共场所注意卫生。

●合理饮食，多食绿色蔬菜、水果等富含纤维的食品，避免易致敏和有辛辣刺激的食物，如鱼、虾、浓茶、酒类等。

●避免各种外界刺激，如热水烫洗、过度搔抓、过度洗拭以及接触对皮肤敏感的物品如皮毛制品等。

●养成良好的排便习惯，每日定时排便。

●积极治疗原发病，避免自行滥用药，及时就诊遵医嘱用药。

肛门直肠性病有哪些？

肛门尖锐湿疣、肛门直肠梅毒、艾滋病、肛门直肠淋病、肛门疱疹、性病性淋巴肉芽肿、肛门周围软下疳。

直肠脱垂是怎样的一种病？

直肠黏膜脱垂又称直肠脱垂，是指肛管直肠黏膜、直肠全层甚至乙状结肠下段脱出于肛门外的一种疾病。直肠黏膜部分下移，称不完全脱垂；直肠全层下移称完全脱垂。下移的直肠黏膜在肛管直肠腔内称内脱垂；下移到肛门外称为外脱垂。本病发生于各年龄阶段，但以儿童、经产妇及老年人多见。

如何评价直肠黏膜脱垂的轻重程度？

在临床上，根据直肠黏膜脱垂病史及脱垂程度，可分为三度：

Ⅰ度：不完全脱垂，仅是黏膜脱垂。大便时或腹压增加时直肠黏膜壁脱出肛门外，便后自行还纳，脱出长度3~5厘米。

Ⅱ度：完全性脱垂，此期是直肠全层脱垂，不合并肛管脱出。排便时直肠反复脱出，长期脱出使直肠黏膜充血，水肿，甚至形成溃疡，因而伴有黏液分泌物或血液流出肛门外，需手托还纳，脱出长度8厘米左右。

Ⅲ度：直肠全层脱垂合并有肛管及乙状结肠脱出。除在排便时直肠脱出肛门外，日常生活中的咳嗽、打喷嚏、行走、久坐、久站也会引起直肠脱出，此期不易还纳，还纳后再次脱出，脱出长度12厘米以上。

得了直肠脱垂怎么办？

儿童盆腔组织结构发育不全，直肠的周围组织不能牢固支持固定直肠，加之日常儿童腹腔内的压力长期处于增高状态，如用力排便、剧烈咳嗽、频繁腹泻、排便时间过长等，会出现直肠黏膜脱垂现象，随年龄增长症状会逐渐消失。因此，儿童直肠脱垂以保守治疗为主，如注意缩短排便时间，便后立即复位；取俯卧位，用胶布固定双臀等。成人的黏膜脱垂除日常防治便秘外，多采用硬化剂注射治疗。将硬化剂注射到脱垂部位的黏膜下层内，使之与肌层产生无菌性炎症，粘连固定。而完全性直肠脱垂则以手术治疗为主，根据不同病情采用的术式也不尽相同。

怎样分辨直肠脱垂还是痔疮脱出？

直肠脱垂和内痔脱出都有肛门内肿物脱出，但是不论是从外观形态还是颜色等方面都有一些不同的地方。

首先，直肠脱垂如果是在外面能看到的脱垂大部分是环周的黏膜脱出，就是一圈黏膜都脱出，外观上来看是光滑的，有同心圆一样褶皱的分层式的黏膜脱出。

内痔脱出的外观来看大多数是表面凹凸不平的一个或多个肿物，单个的外观看起来类似于杨梅，多个的内痔脱出就能看到几个明显的分界线。

一般是3个分界线看起来就像一个奔驰标志，更多的内痔脱出外观看起来就像梅花一样，所以古人也形象地称脱出的内痔为梅花痔。

其次，从颜色上区分，直肠脱垂的颜色多为淡红色，而内痔脱出多为暗紫色或紫红色。

肠梗阻有哪些分型？

●按引起梗阻的基本原因分为机械性肠梗阻、动力性肠梗阻、血运性肠梗阻。

●按肠壁有无血运障碍分为单纯性肠梗阻、绞窄性肠梗阻、血运性肠梗阻。

●按梗阻的部位分为高位肠梗阻和低位肠梗阻。

●按梗阻的程度分为完全性肠梗阻和不完全性肠梗阻。

●按梗阻发展过程的缓急分为急性肠梗阻和慢性肠梗阻。

肠梗阻是怎么样的一种病？

肠梗阻是指肠内容物在肠道中通过部分或完全受阻，为常见急腹症，可因多种因素引起。起病初，梗阻肠段先有解剖和功能性改变，继则发生体液和电解质的丢失，肠壁循环障碍、坏死和继发感染，最后可致毒血症，休克、死亡。当然，如能及时诊断、积极治疗大多能逆转病情的发展，以致治愈。

肠梗阻临床表现有哪些？

●腹痛：单纯性机械性肠梗阻一般为阵发性剧烈绞痛。

●呕吐：呕吐在梗阻后很快即可发生，然后即进入一段静止期，再发呕吐时间视梗阻部位而定。

●腹胀：腹胀一般在梗阻发生一段时间以后开始出现。

●排便、排气停止：在完全性梗阻发生后排便、排气即停止。

●休克：早期单纯性肠梗阻患者，全身情况无明显变化，后可出现脉搏细速、血压下降、面色苍白、眼球凹陷、皮肤弹性减退，四肢发凉等征象。

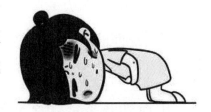

肠梗阻治疗原则有哪些？

非手术治疗：①胃肠减压；②纠正水电解质紊乱及酸碱失衡；③防治感染和中毒；④镇静剂、解痉剂的应用；⑤中医疗法。

手术治疗：①松解、复位手术；②肠切除术；③捷径手术；④肠造口或肠外置术。

肠伤寒是什么样的一种病？

肠伤寒也叫伤寒，是由伤寒杆菌引起的急性全身性传染病，主要经水及食物传播。患者及带菌者从大小便中排菌，恢复期的患者排菌可持续2~6周，少数患者排菌可达1年以上，对健康人是很大的威胁。若水源或食物被污染，同饮一源之水或同食一源之食的人可能爆发流行，不分年龄大小均可发病，若母亲患伤寒也可通过接触传染给新生儿。2岁以下患病较少，夏秋两季发病多。其最严重的并发症是肠穿孔。

肠结核是什么样的一种病？

肠结核是结核分枝杆菌引起的肠道慢性特异性感染疾病，是最常见的肺外结核病之一，主要由人型结核分枝杆菌引起，少数地区有因饮用未经消毒的带菌牛奶或乳制品而发生牛型结核分枝杆菌肠结核，一般见于中青年，女性稍多于男性。结核分枝杆菌主要经口传染而侵入肠道，患者常为开放性肺结核，由于吞咽了自身含有结核分枝杆菌的痰液而致病，或者经常与开放性肺结核患者一同进餐，缺乏必要的消毒隔离措施从而致病；少数情况下饮用未经消毒的含有结核分枝杆菌的牛奶或乳制品也可引起原发性肠结核。这是因为正常生理情况下肠内容物通过回盲部括约肌之前滞留于回肠末端时间较长。此外，结肠近端常有反蠕动，使肠道内容物在盲肠停留时间更久。

出血性肠炎是什么样的一种病？

出血性肠炎是一种病因不明的肠壁急性炎症性病变，好发于小肠，以局限病变较为多见，起病急、进展快是本病的显著特点。本病以青少年居多，多有不洁饮食史，好发于夏秋季节。

肠易激综合征是怎样的一种病？

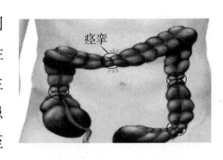

肠易激综合征（IBS）是一组持续或间歇发作，以腹痛、腹胀、排便习惯和大便性状改变为临床表现，而缺乏胃肠道结构和生化异常的肠道功能紊乱性疾病，也就是说患者有不舒服的症状，但到医院查血查便乃至做肠镜等检查却都很正常。典型症状为与排便异常相关的腹痛、腹胀，根据主要症状分为腹泻主导型；便秘主导型；腹泻便秘交替型。精神、饮食、寒冷等因素可诱发或加重症状。

●腹痛、腹部不适：腹痛可发生于腹部任何部位，可局限在一处，疼痛可为绞痛、隐隐作痛等多样，持续数分钟至数小时，在排气、排便后缓解。有些食物如粗纤维蔬菜、粗质水果、浓烈调味品、酒、冷饮等，可诱发腹痛。但腹痛一般不会逐渐加重，时轻时重，反复发作，而且睡眠时不发作，不会出现半夜痛醒的情况。

●腹泻或不成形便：常于餐后，尤其是早餐后多次排便。亦可发生于其余时间，但不发生在夜间。大便次数最多可达10次以上，但每次大便量少，总量很少超过正常范围。有时大便仅1～2次，但不成形。腹泻或不成形便有时与正常便或便秘相交替。

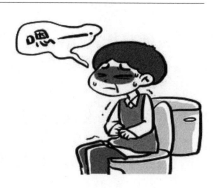

●便秘：每周排便1～2次，偶尔10余天1次。早期多间断性，后期可持续性而需服用泻药。

●排便过程异常：患者常出现排便困难，排便不尽感或便急等症状。

●黏液便：大便常带有少量黏液，偶有大量黏液排出。

●腹胀：白天明显、夜间睡眠后减轻，一般腹围不增大。

得了肠易激综合征该如何治疗？

●注意合理饮食。饮食要规律，避免暴饮暴食，避免刺激性饮食。

●保持良好的心理状态。心胸宽广、情绪乐观、性格开朗、遇事豁达，是预防本病发生和防止病情反复加重的最好措施。不宜长期生气、郁闷、恼怒、忧思。因为这些不良的精神刺激，可使迷走神经过度兴奋，刺激肠蠕动增强，肠液分泌过剩，从而加重病情。凡可能引起本病的负性心理因素，均应尽量避免，特别是对个别心理负担特重的"恐癌症"者，要耐心解释，让患者清楚本病是功能性和非器质性疾病，绝对不会有危及生命的不良后果，要消除顾虑，增强治愈疾病的信心。

●不宜过度劳累。在过度劳累的情况下，人体免疫功能和抗病能力下降，容易使本病发作或加重。

●腹部不宜受凉。即使是夏天天气再热，也要把腹部盖好，不要使腹部着凉。腹部遇冷刺激后，容易引起肠痉挛导致本病发作或加重。

●药物治疗。肠易激综合征患者临床症状区别很大，如果需要，医生会依据患者的具体病情，给予药物对症治疗，以缓解患者不适。患者应到正规医院诊断和治疗。需要强调的是，很多患者在知道本病"没大事"后，往往忽视治疗，或者自己到药店随意买点药吃，这是不对的。

炎性肠病（IBD）是指哪些病？

炎性肠病是一种病因尚不十分清楚的慢性非特异性肠道炎症性疾病，包括溃疡性结肠炎和克罗恩病。

为什么要重视炎症性肠病的饮食和营养？

炎症性肠病患者往往存在营养不良，体重过少，甚至出现恶病质。据统计，56%~75%的炎症性肠病患者（尤其是克罗恩病）存在体重不足，60%~80%的患者有贫血。他们缺乏的基本营养成分有氨基酸（蛋白质基本成分）、葡萄糖（碳水化合物）、矿物质和微量元素、维生素和水等，但最为重要的是蛋白质缺乏。营养不良的最为直接的原因是饮食营养成分摄入不足、丢失过多和吸收障碍。炎症性肠病与饮食因素之间的关系还在争议。人们一直怀疑某些食物或因为饮食摄入了某种有害成分，如大分子化合物、细菌或其他病原生物及其抗原成分，引发了肠道免疫机制的异常反应，造成了胃肠道黏膜难以中止的免疫损伤。动物实验证实，即使是炎症性肠病发病遗传背景明确存在，只要不经胃肠道饮食，就不会发病。有一句很流行的话，即"不吃就没有炎症性肠病（no food，no IBD）"。但是，不吃，就没有营养摄入，患者也就无从康复。临床上不少患者往往因为消化管道出现的狭窄、梗阻、溃疡和出血等情况，进食后出现腹痛、腹泻、大便带血等，因而惧怕"吃东西"。他们以为"与其吃了有害，倒不如少吃或不吃"。有的患者则是由于手术，切除了部分肠段，或者造瘘等，饮食的量和速度受到限制，吃下去的食物也不能完全消化吸收。另外，炎症性肠病急性活动期间或病情中等程度以上活动的患者，肠道除了病变范围所致吸收面积减少、影响营养成分及维生素和矿物质的吸收以外，病变部位的渗出、出血，也不断丢失血液和组织液成分。这在克罗恩病患者病情活动期间明显加剧。而且，病情急性活动会带来器官功能应激，营养消耗大大增加，再加之长期服用药物，如皮质激素、氨基水杨酸类的影响，营养缺乏的问题日益突出。除了蛋白质、脂肪以外，维生素A、叶酸、锌、钙、钾、镁均出现不同程度的缺乏。患者表现为衰弱、体重降低、免疫机能减低和伤口难以愈合等。反过来，营养不良又直接影响肠道损伤部位的修复。一旦陷入这样的恶性循环，患者的病情便迅速加剧，出现全身衰竭。

克罗恩病与溃疡性结肠炎饮食营养有什么不同？

克罗恩病可能侵犯消化道的各个部位，首先以小肠为主，但最常见的是小肠的远端，即末段回肠，其次为紧邻回肠末段的大肠。溃疡性结肠炎则基本上只侵犯结肠。同样是克罗恩病或溃疡性结肠炎，病变的程度不同，侵犯的范围大小不一样，对患者营养代谢的影响也不一样。轻者可能与正常人差别较小，重者可能危及生命。克罗恩病和溃疡性结肠炎都可以出现营养成分的吸收障碍和丢失过多，但由于小肠病变主要见于前者，因此，克罗恩病患者吸收不良的情况要比后者明显严重。

小肠是营养物质吸收的主要场所。小肠黏膜分泌的酶主要分解碳水化合物，如乳糖分解为半乳糖和葡萄糖，然后吸收进入血液被肝脏等组织器官利用。蛋白质在小肠大部分已经被消化分解为氨基酸，脂肪则成为脂肪酸、甘油三酯和胆固醇。小肠也分泌一部分蛋白酶和脂肪酶分解相应的营养物质。上述小分子营养物质均在小肠吸收，再运送至全身。铁的吸收部位主要在上段小肠。末段小肠承担着维生素B_{12}、叶酸等重要造血因子的吸收。相比之下，大肠担负的功能相对简单些，主要吸收小肠尚未吸收完的水。所以，不难理解在炎症性肠病，尤其是小肠存在病变者，会严重影响上述营养物质的消化吸收。而且，不同部位的克罗恩病，营养物质代谢也不一样。溃疡性结肠炎与克罗恩病均可以发生锌缺乏，而克罗恩病缺锌更为严重，锌缺乏引起的患者免疫机能降低的状况也严重得多。同是克罗恩病贫血，类型也可以不同。末段回肠病变为主的克罗恩病，缺乏维生素B_{12}、叶酸等可以出现巨幼红细胞性贫血。对于溃疡性结肠炎而言，由于只是大肠部位病变，对小肠营养物质的消化吸收影响较小。因此，对营养代谢的影响也小于克罗恩病。也正因如此，溃疡性结肠炎患者主要因为反复黏液血便和出现缺铁性贫血，造成严重营养不良者相对少些。我们谈论的也主要是克罗恩病的饮食管理和营养支持的问题。

克罗恩病是什么样的一种病？

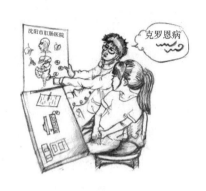

克罗恩病是一种慢性非特异性肉芽肿性炎症性肠病，可以发生于消化道的任何部位，好发于末段回肠，故又称"末端回肠炎"。

克罗恩病临床表现？

一般起病较缓慢，病史较长，症状隐匿，常见症状是腹部不适和痉挛性疼痛，常位于右下腹或脐周，多不剧烈，局部压痛，易被误诊为急性或慢性阑尾炎，主要症状还有腹泻、发热、恶心呕吐、食欲不振、体重下降。

克罗恩病目前治疗动态？

非手术治疗：

● 充分休息，避免疲劳及精神过度紧张。

● 严格控制饮食，宜食易消化、少刺激、低渣、营养丰富的食物。

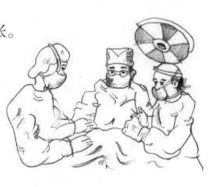

● 抗感染药，水杨酸偶氮磺胺吡啶。

● 促肾上腺皮质激素及肾上腺皮质类固醇。

● 止泻剂。

● 免疫抑制剂。

手术治疗：当病情发展到症状重，或内科治疗效果不满意，或发生并发症时，需要采用手术治疗。

为什么要警惕炎性肠病？

炎性肠病（IBD）发病年轻化、容易被误诊以及有终身性、可致残等特点让不少人烦恼不已，被称为"绿色癌症"。

溃疡性结肠炎是一种以结肠黏膜层和黏膜下层连续性炎症的疾病，临床表现为持续或反复发作的腹泻、黏液脓血便伴腹痛、里急后重和不同程度的全身症状，可有皮肤黏膜、关节、眼和肝胆等肠外表现，好发于20~49岁之间的中青年人群；克罗恩病可累及全消化道，为非连续性全层炎症，最常累及部位为末端回肠、结肠和肛周，18~35岁的年轻人是此病的高发群体。反复的腹痛、腹泻、严重时出现便血是两者的共同的临床表现。

随着大众饮食结构、生活环境等因素的变化，炎症性肠病的发病率和患病率也逐年增加。我国虽尚无普通人群的流行病学资料，但十多年来该病就诊人数呈逐步增加趋势，IBD在我国已成为消化系统的常见病。炎症性肠病病因不明，且没有特异性表现，因此诊断较为困难。根据相关文献显示，溃疡性结肠炎和克罗恩病的漏诊率分别高达32.1%和60.9%。

由于炎症性肠病常常表现为腹痛、腹泻等症状，不少患者甚至医生都把它解释为"慢性肠炎"。此外，克罗恩病患者如果发病于回肠末端还容易与阑尾炎混淆。一旦误诊，患者非但不能解决病痛，还会因不必要的治疗让身体白白受罪。因此，如果腹泻、便血症状持续2周以上，且常规的肠炎药物治疗无效，应及时到医院做肠镜检查，判断是否患上炎症性肠病。

溃疡性结肠炎是怎样的一种病？

溃疡性结肠炎又称慢性非特异性溃疡性结肠炎，是一种病因不明的直肠和结肠炎性病变，主要病变局限于大肠的黏膜层与黏膜下层，一般认为其发病与感染、遗传因素、精神因素、机体免疫机能异常、变态反应等有关。以黏液脓血便、腹痛、腹泻及里急后重为主要症状，多表现为慢性病程，病情常反复发作、轻重不一，给患者带来很大痛苦。病情严重、漫长者甚至有癌变等危险。它是世界范围内的疾病，在欧美等西方国家常见，亚洲、非洲国家少见，但近年来，我国发病率呈逐年上升态势。

溃疡性结肠炎有哪些主要症状？

●腹泻：大多数患者有腹泻，腹泻程度轻重不一，轻者每日排便3~4次，或腹泻便秘交替出现；重者排便频繁，可每1~2小时1次，甚至出现大便失禁，直肠严重受累时，可出现里急后重感。

●血便、黏液便、脓血便：部分患者便带鲜血，其病变局限于直肠，血液与大便分开排出，附着于正常或燥便表面，常被误认为痔疮出血。直肠炎患者亦常排黏液血便，出现大便失禁，若扩展至直肠以上，血液往往与便混合或出现血性腹泻，病变严重者，常排出含有血液、脓液相混合的浓血便。

●腹痛：大多数患者腹痛并不突出，轻度有腹痛或腹部不适，中度腹痛表现为左下腹或下腹的阵痛，亦可涉及全腹，有腹痛—便意—便后缓解的规律，并发中毒性巨结肠或炎性波及腹膜，则有持续性剧烈腹痛。

●其他症状：可伴随有纳差、呕吐、恶心、腹胀等症状。

●病情严重或者迁延不愈，患者可有发热、消瘦、低蛋白血症、贫血等全身表现。

溃疡性结肠炎患者如何进行心理调节？

现代研究显示：溃疡性结肠炎的发生除与免疫异常、遗传因素和环境因素有关外，也与精神心理因素有关。该病常因情绪紧张、神经过敏、精神创伤而发作或加重。溃疡性结肠炎是慢性疑难病，病程较长，恢复较慢，因此患者容易产生消极情绪。一般性格较内向，环境依赖心理强，与人交往中较谨慎顾虑，常有压抑、多虑、不安等不良心理。而这些负面心理又可使病情加重，从而形成恶性循环。所以患者应保持稳定的情绪，主动了解本病相关知识，树立与疾病做斗争的信心及意志，可应用各种松弛疗法，如练习书法、栽培花草、听轻音乐、练气功和太极拳以及其他有规律的适度的运动，使情绪得到缓解，思想得到放松，此外，患者还应学会正确面对生活中发生的不幸事件，学会自我减轻愤怒、紧张、悲伤、恐惧等不良情绪的影响，多找家人朋友沟通，必要时可求助专业人员进行心理治疗，提高自我调控情绪的能力及心理应急能力，避免各种不良因素的刺激，对提高治疗效果及减少复发是很有帮助的。

溃疡性结肠炎患者为什么适合采用灌肠治疗？

相信很多患者朋友对药物灌肠治疗都不陌生，但有不少患者对该治疗有一定抵触情绪，主要是因为灌肠相对于口服药物有些麻烦，占用时间长，自己很难操作需亲属帮忙，操作不当还会有不适感，并且还暴露隐私部位，所以当病情有好转后，有不少患者都问是否光吃药就可以了。由于溃疡性结肠炎病因未明，目前特异性治疗药物较少，并且该病好发于直肠和乙状结肠（就是距离肛门较近的那段肠管），药物保留灌肠可使药物直达病所，肠壁吸收药物有效成分更为直接，起效快而且毒副作用少，直接起到局部抗炎或抑制肠道致病菌，改善肠道内环境，促进溃疡愈合的效果。因此药物保留灌肠是治疗溃疡性结肠炎的一个良好方法，可避免某些口服药对胃肠道的刺激，同时减少有效成分的破坏而提高药物的生物利用度，因此是一种安全有效的给药途径。无论患者的病变范围大小，同时应用灌肠治疗，绝大多数患者病情缓解更快，疗效更好，尤其对于病变局限于距离肛门较近肠道的，比如直肠病变者，药物灌肠更是主要的治疗措施。药物灌肠治疗是近年来应用较多的治疗手段。当然，不是任何患者都适合灌肠治疗，比如病情严重频繁腹泻的患者。但对于轻中度溃疡性结肠炎患者，大多都是适用的，采用药物灌肠治疗的方法，会收到较好的疗效。所以，当医生根据患者的具体病情认为应当灌肠治疗时，患者应尽力配合。

溃疡性结肠炎会不会癌变？

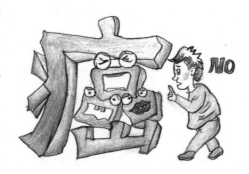

溃疡性结肠炎的癌变率总体不高，只要做到及时治疗，自我保健和定期复查是能有效防止癌变的。大部分溃疡性结肠炎的患者都会有复发，很多病友都知道，一直吃药，有的要服药1年以上，而且一停药就犯。需要提醒的是，溃疡性结肠炎要定期做检查。有的患者长期反复发作，黏膜不断地受损，肠道就要变狭窄了。还有的患者长期发作以后，出现了肠道的肿瘤。溃疡反复发作也可以形成息肉，息肉跟大肠癌也有很大的关系。

长期持续有症状的患者，病史超过10年，尤其在儿童期或者少年期就发病的患者癌变率高，病程越长癌变可能性愈大，病变越广泛其癌变率越高。

所以，符合以上条件的患者要注意了，除了要积极治疗控制症状外，一定要定期行肠镜检查，因癌变可发生在全结肠的任何部位，应对病变肠段多处活检做病理检查，尽早发现及时处理。

慢性结肠炎患者如何调整饮食？

慢性结肠炎是一种慢性、反复性、多发性以结肠、乙状结肠和直肠为发病部位的疾病。指直肠、结肠因各种病因导致肠道的炎性水肿，溃疡、出血病变。症状为左下腹疼、腹泻、里急后重、时便下黏液、便秘或泄泻交替性发生、时好时坏，缠绵不断、反复发作。通常根据致病原因分为特异性，即有明显原因的结肠炎，和非特异性致病原因不明的结肠炎。

慢性结肠炎以迁延不愈和反复发作的特点困扰着广大患者。由于肠黏膜长期充血、水肿甚至溃疡，肠道环境紊乱，吸收和排便功能异常，在反复的损伤和修复过程中，易导致肠黏膜组织增生，引发结肠癌。要想有效地改善慢性结肠炎的症状，防止病情恶化，饮食调养很重要。慢性结肠炎饮食调理的目的是减轻肠道负担，修复肠黏膜，纠正营养不良。围绕以上目的，饮食中应注意以下几个方面：

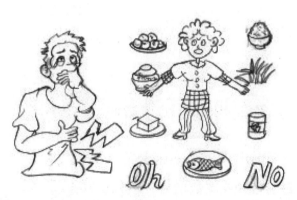

●控制油脂摄入，忌油腻食物：脂肪和油脂食物不易消化，并且有润滑肠道的作用，会加重腹泻症状。建议每日尽量少吃脂肪含量较高的食物，烹饪应选择蒸、煮、清炖、氽、拌等少油方式，避免煎炸和熏烤。可用红茶、焦米粥汤等收敛饮料，加餐宜少量多餐，增加营养。

●忌食用胀气食物：如牛奶和大豆等。牛奶中的乳糖、甜食中的葡萄糖类、大豆中的低聚糖等都容易在肠道发酵产酸产气。加重肠黏膜损伤和肠道功能紊乱，加剧腹泻。最好不要喝牛奶，因为牛奶能促进胃酸分泌，从而加重和诱发消化道疾病。

●食物制作要软、细、少渣或无渣，忌选择粗纤维丰富的蔬菜和主食：粗硬的食物不易消化，加重肠道负担，不利于肠黏膜的修复。一般来说，根茎类蔬菜比叶菜类纤维含量低，芹菜、韭菜、竹笋等都是膳食纤维含量较高的蔬菜，应该少吃；谷豆类食物的膳食纤维主要集中在谷皮和豆皮中，所以主食要精细一些，在精米白面的基础上添加各种去除谷皮，研磨较细的杂粮粉，发酵后蒸成软发糕食用，或者打成杂粮糊糊粥喝。

●少吃生的瓜果蔬菜，尤其是寒性果蔬：如西瓜、香蕉、梨、黄瓜、生菜、西红柿等。中医认为，脾胃虚寒则泄泻，寒性果蔬损脾阳，生湿邪，使腹泻症状如雪上加霜。同理，建议常常食用补脾祛湿的山药、薏米等食疗佳品。

●在正常饮食之外补充优质蛋白质粉和多种维生素：尤其是维生素C和维生素B。优质大豆蛋白粉好消化，生物利用率高，是对慢性结肠炎患者最有益的保健品；维生素 C 和 B 族维生素是水溶性维生素，随腹泻流失严重，同时 B 族维生素具有抗压力作用，能够缓解精神压力加重结肠炎症的状况。

你对慢性腹泻了解吗？

慢性腹泻是临床上常见症状，表现为大便次数增多，便稀，甚至带黏液脓血持续 2 个月以上。慢性腹泻病情迁延，反复发作，可达数月数年不愈。很多慢性腹泻的患者认为拉肚子不算病，对此不以为然。那么，我们就看看哪些疾病可以导致慢性腹泻。

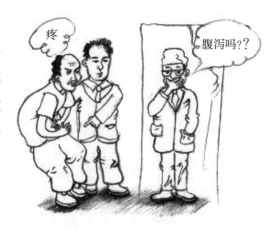

全身性疾病中的糖尿病、甲亢、尿毒症等可以引起慢性腹泻；以腹泻为首发症状的肝癌并不少见；慢性肝炎肝硬化、慢性胰腺炎、胰腺癌等都可以有慢性腹泻症状，还有大家比较了解的胃肠道疾病，比如：大肠癌、胃癌、萎缩性胃炎、肠易激综合征、溃疡性结肠炎、克隆病等。

患者对以上疾病有的知道，有的可能并未听说过。但是看到这里，大家至少应该明白慢性腹泻可以由很多疾病导致，有些疾病还很严重甚至威胁生命。所以，有慢性腹泻绝不可以掉以轻心，应该尽快到医院诊断治疗，以免耽误病情。

纤维结肠镜检查的适宜人群有哪些？

很多患者因为腹痛、便血、大便不成形、腹泻或者便秘等症状来就诊，当医生了解病情后建议患者做肠镜时，很多患者会要求吃点药改善一下症状，或者吃药看看再说，其实这是不对的。在我国大肠癌的早期诊断率远低于发达国家，这和我国居民对肠镜等相关检查的不重视密切相关。

电子结肠镜是通过安装于肠镜前端的电子摄像镜头将结肠黏膜的图像通过计算机处理后显示于屏幕上，通过屏幕可清楚观察到大肠黏膜的细微变化如炎症、糜烂、溃疡、出血、色素沉着、息肉、癌症等。并且，还可以通过肠镜的器械通道送入活检钳取出米粒大小的组织，进行病理切片检查，以判断病变的性质。也可在肠镜下进行息肉切除、止血等操作。肠镜是消化科重要的诊断和治疗工具，随着技术的不断完善和成熟，现在的电子结肠镜检查已不像过去人们想象的那样痛苦，更容易为多数患者所接受。

凡具有下列病情之一的患者均可行电子结肠镜检查：

●原因不明的便血，医生怀疑大肠疾病的。

●原因不明的慢性腹泻或大便习惯改变。

●原因不明的腹部肿块，医生怀疑大肠及回肠末端病变者。

●原因不明的下腹疼痛。

●疑有良性或恶性结肠肿瘤，经X线检查不能确诊者。

●疑有慢性肠道炎症性疾病。

●钡剂灌肠检查发现异常，需进一步确诊的患者。

●原因不明的低位肠梗阻。

●结肠癌手术前确定病变范围，结肠癌、息肉术后复查及疗效随访。

●有大肠癌或腺瘤家族史的直系亲属。

同时，对于40岁以上的患者，我们建议每年进行一次例行镜检，以便及时发现各种癌前病变及早期癌变。综上所述，患者朋友应根据自己的病情及医生的建议及时进行结肠镜检查，切莫因轻视或恐惧而延误病情，错过最佳治疗时机。

哪些人群不适合做纤维结肠镜检查？

随着肠镜检查技术的日臻完善，越来越多的患者可以通过肠镜来诊断和治疗疾病，肠镜检查的绝对禁忌证较少，但还是有一些人不适合做肠镜检查，在检查前医生会告知患者或者在检查过程中医生根据具体情况终止检查，在这里向患者朋友们介绍一下：

● 各种急性肠炎、严重的缺血性肠炎及放射性结肠炎，如细菌性痢疾活动期、溃疡性结肠炎急性期，尤其暴发型者。因为在肠道炎症水肿、充血较重的情况下，肠壁组织薄，组织脆弱，容易发生肠穿孔。

● 腹膜炎、肠穿孔等情况下不宜进行检查以免加剧病情。

● 妇女妊娠期，应严格掌握适应证，慎重进行，妇女月经期一般不宜做检查以免发生上行性感染，引发妇科疾病。

● 肛门、直肠有严重的化脓性病变如肛周脓肿，或存在肛裂等疼痛性病灶。因为在这种情况下进行检查可能导致感染扩散、引起患者无法忍受的疼痛等情况。

● 身体极度衰弱、高龄以及有严重的心脑血管疾病患者，可能对检查不能耐受，或者在检查过程中原有病情发作而出现危险，必须慎重。

● 部分患者有腹部手术史，可能存在肠粘连以及各种原因导致的肠腔狭窄，导致进镜困难，这时不能强行继续检查以免发生肠穿孔。

● 儿童及精神病患者因不能配合不宜施行检查，若非做不可，可考虑在麻醉下施行检查。

大肠镜检查危险性高、痛苦大吗？

电子大肠镜是临床当中非常常见的一种检查方式，也是检查肠道疾病最直观的方式。针对大肠镜检查危险性高的说法，也是对肠镜检查一种片面的认识，只要避免肠镜检查的禁忌证，电子大肠镜检查是一种比较安全的检查方式，禁忌证有以下几点：①肛管或直肠过于狭窄不能容纳内镜进入；②有严重的肠穿孔、腹膜炎等消化道疾病的急症患者；③处于月经期的女性患者，做内镜检查容易诱发生殖系统的感染；④严重的高血压、贫血、心脏病患者和心肺功能不全的患者；⑤肠管粘连时进入内镜容易造成肠道撕裂、穿孔的风险，所以在多次腹部手术或者术后腹腔有广泛粘连的患者应该谨慎；⑥严重的肠系膜炎症腹部大动脉瘤、晚期癌症腹膜炎、肝硬化肝腹水的患者、身体极度虚弱的患者。这些原因在肠镜的检查过程中确实可能出现一些并发症，比如穿孔、出血等，但是这些并发症出现的概率都非常低。

在电子大肠镜的检查中确实存在着肛门轻微闷痛、腹胀等一些轻微的不适，但是只要在检查的过程中积极地配合医务人员，放松心情，就不会有非常大的痛苦。现在在临床中有很多减轻局部疼痛的方法和药物，另外针对不能耐受肠镜同时还非常有必要检查的患者，临床中无痛肠镜的应用也非常成熟、广泛。

为什么肠镜检查不容忽视？

每天医院接诊大量的患者，对于那些需进一步通过肠镜检查才能确诊的患者，虽然医生每次都煞费苦心地解释肠镜检查没有特别的不良反应，但传说中的那种不适感，仍使不少患者望而却步。

说起结肠镜，很多人并不陌生。结肠镜是纤维内镜家族中的普通一员。它是通过肛门插入逆行向上可检查到直肠、乙状结肠、降结肠、横结肠、升结肠和盲肠以及与大肠相连的一小段小肠（回肠末端）。通过肠镜不但可以清楚地发现

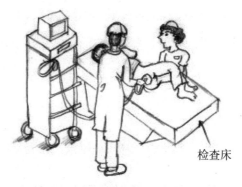

检查床

肠镜检查

肠道病变，还可对部分肠道病变进行治疗，如大肠息肉等良性病变镜下直接摘除，对肠道出血进行镜下止血，对大肠内异物进行清除。从这些年的临床情况来看，患有肠癌的患者有上涨趋势，有些患者往往忽视先前出现的症状，一拖再拖，酿成恶果。如果发现有以下情况，都应该及时去医院做肠镜检查。

● 排便习惯改变：大便次数增多或便意频发，但无大便排出或便秘。
● 便血：血液的颜色暗红。

● 有黏液便：大便时有黏液或脓血样液体。

● 大便形态变化：大便出血变细、变扁。

● 腹胀、腹痛：可出现梗阻性的腹胀腹痛。

● 腹泻：不明原因的反复腹泻。

结肠镜检查并不像人们想象的那么痛苦。医生按照标准的操作规范进行合理的操作，绝大部分患者并不会感到剧烈疼痛，从而及早发现肠癌。为此，甚至有医生在学术会议上当着全国专家同行们的面，在助手的协助下采用双人法肠镜为自己做了一次完整的结肠镜检查。这么做的目的，就是要告诉人们肠癌逐年高发的严峻形势，同时以亲身经历表明肠镜检查没很多人想象的那么可怕，切莫因为害怕做肠镜而贻误病情。Ⅲ期肠癌患者5年生存率却多在50%以下，Ⅳ期患者5年生存率则不到10%，由此可知肠癌越早发现治愈率越高。结直肠癌高发年龄40岁及以上人群，如果有消化道症状，如便血、黏液便及腹痛者，或是排便习惯改变（长期慢性腹泻或便秘），以及腹部有肿块等人群，最好到医院做肠镜查个清楚，很多患者误以为便血都是痔疮，延误了最佳治疗时间。特别是有家族肠癌病史者，包括患者父母或直系亲属有肠癌或肠息肉史的中青年人，要格外引起重视，一旦发现有上述症状，应及时做肠镜检查确诊。

勤"洗肠"可以减肥、美容、治便秘，有科学依据吗？

老百姓所谓的"洗肠"就是专业术语中的"大肠水疗"，也有称"肠道水疗"，临床中常用于纤维结肠镜检前肠道准备，防治便秘，有的也用于女性减肥，但也存在一定的缺点。经常频繁做大肠水疗并无大的好处，并且容易破坏人体的内环境，容易引起肠道菌群失调，导致肠道功能紊乱，引起腹部胀气、腹泻等症状，并且对预防便秘无明显意义。有时也会因为肠镜管造成肠壁挫伤甚至穿破肠道的危险。对健康人来讲，不主张勤"洗肠"。

大肠息肉是怎样的一种病？

息肉，这个词，相信广大患者朋友们并不陌生，针对这个问题我们就详细说说大肠息肉。通常所说的大肠息肉泛指一切高出黏膜的赘生物，可以有蒂，也可以无蒂，息肉是形态学名词，是泛指所有向肠腔凸出的良性赘生物的总称。这里需要指出的是，并不是所有息肉都是隆起的，有一类大肠息肉是平坦的，并不高于黏膜表面，但是与周围正常肠黏膜是有区别的。大肠息肉包括肿瘤性和非肿瘤性。肿瘤性息肉也叫腺瘤或腺瘤性息肉，这类息肉是癌前期病变，与癌发生关系密切，而非肿瘤性息肉与癌发生关系较少。这两种息肉在临床上并不容易区分，医生所说的大肠息肉一般都包括这两种息肉，待取病理检查后再进一步分类，如果是肿瘤性息肉，需要及时治疗。大肠息肉好发于直肠和乙状结肠，可以单个生长，也可以多发，发病率随年龄增大而上升，40岁以上人群好发。需要强调的是，多数息肉起病隐匿，临床上可无任何症状，很多患者是因为腹痛、腹泻、便秘、便血等原因到医院就诊，在行肠镜等检查时，无意中发现有息肉。一些较大的息肉可引起肠道症状，主要为大便习惯改变，便次增多，便中带有黏液或黏液血便，偶有腹痛，直肠息肉较大者可排便时自肛门脱出，一些患者可有长期便血或贫血。有家族史的患者往往对息肉的诊断有提示作用。所以，直系亲属是大肠癌或者大肠息肉患者的、有便血症状的或者平时就有腹泻，近期出现大便习惯改变的，都不能掉以轻心，应及时行肠镜检查，做到早诊断、早治疗。40岁以上，尤其是50岁以上人群，最好体检时行纤维结肠镜检查。

大肠息肉会不会癌变？

与癌变关系密切的是肿瘤性大肠息肉，又叫腺瘤，腺瘤又可以细分为管状腺瘤、绒毛状腺瘤和管状绒毛状腺瘤，其中管状腺瘤癌变率较低达10%~15%，绒毛状腺瘤癌变率达20%~40%，管状绒毛状腺瘤癌变率达

30%~40%；一般情况下，腺瘤越大，癌变机会越大，直径1~2厘米的腺瘤，癌变率在10%左右，而直径大于2厘米的腺瘤，癌变率可高达50%；无蒂腺瘤较有蒂腺瘤癌变率大；腺瘤数目越多，癌变率越大；腺瘤生长速度越快，癌变率越大；患者

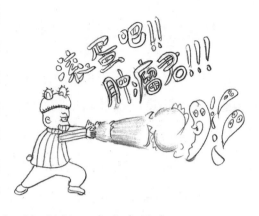

年龄越大，腺瘤癌变率越大；腺瘤存在时间越长，癌变率越大。

　　看到这里，患者不必恐慌，大多数的大肠息肉都可以通过肠镜进行切除，不需要开腹手术，根据息肉的形态、大小、数量及蒂的有无、长短粗细而分别采用不同的切除办法，目前肠镜下切除息肉的技术比较成熟，并且随着新技术的不断开展完善，需要开腹手术的病例越来越少。但如果是大息肉，或者有癌变者，还是需要开腹手术治疗的。还有一部分患者息肉体积较小，并且属于非肿瘤性息肉，也可以先不处理，定期复查肠镜观察。发现息肉后，患者要听从医生的建议，做到及时治疗，有些大肠息肉患者，本来没什么事，但因为忽视治疗，一再拖延，本可以肠镜下切除的，因为息肉长大而不得不开腹手术，更有甚者发展到癌变的地步。在这里要强调一点，息肉是可以复发的，对于已经切除息肉的患者，要注意定期复查肠镜，复查的期限与息肉的数目、大小、病理类型等有关，医生会根据具体情况告知患者多长时间复查。

结肠息肉该如何预防？

　　目前，随着人们生活条件不断地改善，使得饮食结构也发生了很大的变化。但是发生结肠息肉和结肠癌患者却在逐渐增加，结肠息肉也越来越被更多的人所关注。虽然结肠息肉早期并没有明显的症状，但是一旦发病会给患者的生活和健康带来极大的影响。因此，做好及早地预防措施极为重要。那么预防结肠息肉要注意什么呢？

●要保持良好的心态。面对各种压力要保持心态平衡，注意劳逸结合，不要过度疲劳。中医认为压力导致过劳体虚从而引起免疫功能下降、内分泌失调，体内代谢紊乱，导致体内酸性物质的沉积；压力也可导致精神紧张引起气滞血瘀、毒火内陷等。

●多吃新鲜蔬菜和水果。水果、蔬菜和全谷富含纤维素，可以降低结肠息肉的风险。另外，水果和蔬菜还富含抗氧化剂，可以预防结肠癌。

●坚持体育锻炼。多进行体育锻炼可控制体重，可以独立降低结肠患病的风险。建议每周5次，每次至少30分钟的运动。如果每天能进行45分钟的中等强度的运动，则在降低肠癌风险方面效果更佳。

●不食用被污染的食物。如被污染的水、农作物、家禽鱼蛋、发霉的食品等，是导致结肠癌的重要原因，要吃一些绿色有机食品，要防止病从口入。

●服用绿茶药物可抑制结肠息肉复发。据日本共同社报道，这是首次通过临床试验验证绿茶药物可预防息肉复发。结肠息肉是引发结肠癌的病源。该成果提出用简单的绿茶药物即可预防癌症。日本岐阜大学医院等4家医院参加了临床试验。通过内镜手术切除结肠息肉的125人中，60人每天服用3片绿茶药物（共计1.5克，6杯量），65人不服用。1年后用内镜进行检查，对息肉复发率进行了比较。与不服用绿茶药物患者31%的息肉复发率相比，持续服用药物患者的复发率为15%，明显偏低。服用药物患者复发息肉的尺寸也明显偏小。即使服用绿茶药物，每天饮用3杯以下少量绿茶人群的复发率仍高达60%。这说明多饮用绿茶可抑制息肉复发。

综上所述，以上是预防结肠息肉的五大良策，希望大家在日常生活中多多注意，长期坚持非常重要。

为什么家族性肠息肉不能忽视？

家族性腺瘤性息肉病又叫多发性息肉病，是一种遗传性疾病，而且多发。可布满结肠和直肠，具有很高的癌变倾向。一般好发于青年，15～25

岁青春期开始出现临床症
状，30岁左右最明显。这
些患者发病的症状通常为
腹泻、便血、腹痛等。最
可怕的是，最终会恶变为
肠癌。目前对于这种疾病
的治疗方法非常有限，最

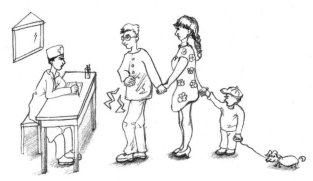

一人（大肠息肉）全家来体检

好的办法是将全部结肠预防性切除，也就是在没有恶变前全部切除。

其实，肠道内的息肉就像人们皮肤上的瘊子，是个凸起的小东西，随
着时间的推移会逐渐长大，也可能消失不见。普通人做肠镜检查可能会发
现一两个息肉，肠镜下就能摘除。这种情况就比较简单和常见，危险也不
大。但是如果息肉数目非常多，就像铺路石一样，而且家族中多人都是类
似情况，那就要警惕文中所说的家族性腺瘤性息肉病了。

由于遗传因素在家族息肉中扮演着重要角色，虽然家族成员会始终存
有心理负担，但是有研究显示，正是因为有所警惕，家族成员或许可以幸
免于难。对于息肉，绝对不能姑息迁就，早发现，早治疗，可以挽救
生命。

肠息肉会变成肠癌吗？

95%的癌是一步步从大肠息肉转变过来的。这个过程需5~10年，但个
体差异不同。

因为其一般没有临床症状，临床上只有很少一部分肠息肉患者出现便

血、黏液便、腹痛等异常，而
这些症状也常常缺乏特异性，
因此要确诊肠息肉还得依赖结
肠镜等器械检查。

大肠息肉其实就是肠黏膜

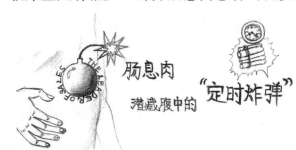

肠息肉
潜藏腹中的"定时炸弹"

表面上隆起性的病变，通俗地说，是长在肠管内的一个肉疙瘩。大肠是息肉的好发部位，由于很少引起症状，也很少引起出血和梗阻，因此往往不易被发现，多数是在体检或检查其他疾病时才被发现的。20世纪70年代以后，由于内镜、X线、B超等检查技术的进步，消化道息肉的发现率大大提高了。

典型病例：

周女士，6年前出现便血2次，开始很紧张，担心患了直肠癌。结肠镜检查发现是乙状结肠息肉，有2枚，经切除活检为良性的腺瘤样息肉。医生叮嘱要定期复查结肠镜。周女士术后再未出现便血症状，于是也将医生的嘱咐忘在了脑后。6年后再次出现便血症状，结果来院检查发现息肉复发且癌变。

从周女士的病例反映出部分人还是抱有侥幸心理或者回避心理：不够重视、恐惧或拒绝接受结肠镜检查、做了息肉切除不愿意进行复查，以至于能预防的结肠癌没有得到预防。

大肠息肉从性质上划分，常见的主要是炎性息肉和腺瘤性息肉，前者由肠道增生性炎症引起几乎不恶变；腺瘤性息肉恶变的概率较炎性息肉高，腺瘤属癌前病变已被公认。腺瘤分为管状腺瘤、绒毛状腺瘤和混合性腺瘤三种，绒毛状腺瘤的癌变率最高，管状腺瘤的癌变率最低。腺瘤性息肉可能与遗传、慢性炎症刺激、生活习惯、慢性便秘等因素有关。

腺瘤性息肉不会自行消退，药物也难以将其消除，如果不及时处理，可慢慢长大，发生癌变的概率较高。炎性息肉相对安全些，有时很小的炎性息肉会自行消失，但炎性息肉长期受炎症刺激，也有腺瘤发展的可能。一般结肠镜检查发现息肉时应该予以内镜下切除，内镜下息肉切除创伤小，住院时间短，切断息肉癌变之路。

虽然大部分医生根据经验，肉眼下大致可以判断良恶性，但活检后显微镜下的病理诊断才是金标准，其中因此检查出肠道息肉都应进行切除。

息肉会复发，要定期复查。发现息肉，即使是切除了息肉，环境没发生改变，也有复发的可能，周女士就是一个例子，所以定期复查就显得尤为重要了。

如果曾经有结肠息肉病史的患者，都应该复查。单发息肉切除、病理证明是良性的，刚开始每年只需查1次肠镜，连续2~3年检查不复发，说明这个人息肉复发的概率小，之后可以改为每5~10年查1次。

对于术后病理提示绒毛状腺瘤、锯齿状腺瘤和高级别上皮瘤变的息肉容易复发和癌变，为保险起见，有条件者根据个体情况更加密切地复查。

高脂肪、高蛋白饮食容易发生结肠息肉，而国内越来越多的高脂低纤维饮食方式可能是结肠癌发病率升高的重要原因。我国传统饮食比西方饮食富含更多植物纤维，多进食绿叶蔬菜、西红柿、茄子、胡萝卜等，有利于肠道蠕动，减少息肉的发生。

总结一些关于大肠息肉的常识：

●结肠息肉是一个内镜下的诊断，息肉的性质有很多种，包括炎性、增生性、错构瘤、腺瘤、癌等，需要进一步的病理检查才能明确。

●现在的观点是，95%以上的大肠癌是大肠息肉中的腺瘤癌变而来的，因此，大肠腺瘤是应该尽早治疗的。但并不是所有的腺瘤都会癌变，因此无须盲目紧张。

●内镜下治疗息肉最常用的就是电切，绝大部分大型医院都能够常规开展，一般而言很安全。但是根据息肉部位、大小、形态、病理类型等，操作难度不一样，风险也是不一样的。息肉切除后应该送病理检查，进一步明确息肉性质和是否完全切除。

●最担心的风险包括：出血、穿孔、息肉切除不完全、心脑血管意外等。有时候需要追加手术。

●目前没有药物能够预防或者治疗息肉，最有效的办法就是定期复查肠镜或者钡灌肠，一旦发现息肉，及时切除。具体复查时间，个人情况不一样，需要医生根据每个人的情况综合判断。

那么我们应该对出现什么症状的患者或什么年龄段的人进行结肠镜筛查呢？

起始年龄：40岁，目标人群：

●所有有便血、黑便、贫血和体重减轻等结直肠报警症状的人群。

●50~74岁的无结直肠癌报警症状的人群。

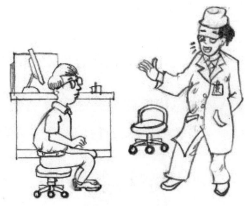

大肠癌自我检测方法

而目标人群又可分为高风险人群和一般风险人群。

高风险人群（有以下任意1条者即是）：

●大便潜血阳性。

●一级亲属有结直肠癌病史。

●以往有肠道腺瘤史。

●本人有癌症史。

●有大便习惯的改变。

●符合以下任意2条者：慢性腹泻、慢性便秘、黏液血便、慢性阑尾炎或阑尾炎切除史、慢性胆囊炎或胆囊炎切除史、长期精神压抑、有报警信号（低热、消瘦、贫血等）。

一般风险人群：无上述任意1条者。

什么是幼年性息肉病？

幼年性息肉病是常染色体显性遗传的胃肠道上皮具有恶变倾向的综合征，典型的幼年性息肉表面覆盖正常的肠黏膜，因为外表光滑，息肉间质成分有大小不一的囊腔，中心索内无平滑肌，为血管纤维组织。

家族腺瘤性息肉病是什么样的一种病？

家族性腺瘤性息肉病是一种常染色体显性遗传性疾病，表现为结直肠腔内布满大小不一且有恶变倾向的腺瘤，息肉数量在100个以上，通常

300～3000个不等。

黑斑息肉综合征是什么样的一种病?

黑斑息肉综合征是一种伴有皮肤黏膜色素沉着的胃肠道多发性息肉病，属于常染色体显性遗传，是一种家族性非肿瘤性肠息肉。

结肠黑变病是怎么样的一种病?

结肠黑变病是一种以结肠黏膜色素沉着为特征的肠病，其本质是结肠黏膜固有层内巨噬细胞含有大量脂褐素，与长期服用泻药，特别是与刺激性蒽醌类泻药的滥用有关。

结肠憩室病是什么样的一种病?

结肠黏膜及黏膜下层穿透肠壁肌层向外呈袋状凸出，形成憩室，有多个憩室存在时称之为结肠憩室病。结肠憩室可分为真性与获得性两类。

结肠憩室病的发病原因有哪些?

国外研究提出先天性右半结肠憩室病可能是由于肠壁的胚胎发育异常所致。大多数憩室病是后天原因造成的，组织学研究并未发现结肠肠壁肌层有先天异常，憩室病发病率随年龄增大而增高的现象也为此提供了有利证据，真正属于先天性的结肠憩室病较罕见。有学者认为，低纤维素饮食是造成憩室病的主要原因。

结肠憩室病手术治疗的适应证有哪些?

目前认为需要手术处理的情况大致分为两类，一类为无并发症憩室病患者；另一类则为憩室病引起的各种并发症。综合起来，对具有下列情况者应予以手术治疗。①急性憩室炎初次发作对内科治疗无反应者；②急性复发性憩室炎，即使第一次发作时经内科治疗获满意效果，但当复发时应考虑做选择性切除术；③小于50岁，曾有一次急性憩室炎发作并经内科治疗获得成功者，应行选择性手术以免以后急症手术；④由于免疫缺陷的患者发生憩室炎时无法激起足够的炎性反应，因此对以往有一次急性憩室炎发作的患者当需要进行长期免疫抑制治疗前，应先选择性切除手术解除憩室炎复发，以避免发生各种并发症的危险；⑤急性憩室炎并发脓肿或蜂窝织炎者；⑥急性憩室炎伴弥漫性腹膜炎者；⑦急性憩室炎并发瘘管形成者；⑧急性憩室炎并发结肠梗阻者。

先天性巨结肠是什么样的一种病？

因乙状结肠下段或直肠上段肠壁缺乏神经节细胞，导致肠管持续痉挛，造成功能性肠梗阻，近段结肠继发肥厚扩张。

为什么脂肪肝也要预防肠癌？

随着人们饮食结构越来越西化，高油高脂的食物吃得越来越多，脂肪肝的发病率不断攀升。患上脂肪肝，不仅会造成代谢综合征，增加患肝硬化、肝癌的概率，而且据相关研究发现，35%脂肪肝患者同时长有良性大肠息肉，还可能会增加患大肠癌的风险。

究其原因，一方面，严重的大肠息肉是大肠癌的癌前病变。另一方面，脂肪肝本身也是过多摄取动物脂肪和红肉造成的，而这一情况会增加致癌物质胆汁酸在肠道的蓄积，导致肠癌发生。近年来，我国的大肠癌发病率节节攀升，据中国抗癌协会公布的数据，中国内地大肠癌发病率以4.71%逐年递增，远超2%的国际水平。因此，提醒脂肪肝患者要特别当心。

临床上发现的大肠癌包括结肠癌和直肠癌，若能早期诊断、及时治疗，治愈率非常高。因此，如果定期检查肠镜及血清肿瘤标志物肯定有助于尽早发现病情。建议成人年满40岁最好接受定期的肠镜检查。此外，如果发现大便习惯改变，偶有便血，并伴有腹痛、消瘦、乏力，出现以上症状应及时到医院就诊，避免误以为痔疮、慢性痢疾、慢性肠炎等疾病，延误诊断和治疗。

　　预防肠癌首先要从饮食做起，减少"膏粱厚味"的摄取，即动物脂肪和肉类的摄取，多吃水果和蔬菜，增加粗纤维食物的摄入，如粗粮、麦片、黑面包，蔬菜、水果、芹菜、黄豆、蘑菇、木耳、紫菜、胡萝卜、苹果汁等。每日以10~30克为宜。同时，我们要避免暴饮暴食，生活起居要规律，坚持身体锻炼、多晒太阳、戒烟限酒。说到底，营养平衡、荤素搭配才能达到健康饮食、预防癌症的目的。

为什么结直肠癌需要积极预防？

　　在日常生活中，痔疮和直肠癌可能有一些相同或者类似的症状（如便血），使得一些患者自己放松了警惕，结直肠癌的便血和痔疮的状况略有不同。痔疮可能发生在任何年龄的人身上，而直肠癌的患者多是中年人或老年人。痔疮患者的大便有血，这是因排便时擦伤患处，血液多数是随着大便排出后滴下来，因此与粪便不相混合，更没有黏液存在。而直肠癌患者的大便则常混有血液、黏液和脓液，而且大便的习惯会明显改变。

　　长期便秘可导致滞留在大便中的致癌物浓度越来越高，肠壁与这些致癌物质长期接触，有可能就是结直肠癌的一个诱发因素。同时，便秘也是结直肠癌的表现之一。由于左边的降结肠狭窄，因而肿瘤在这边的话，往往会发生梗阻，导致便秘，一般有经验的医生通过问诊，基本就能初步判断其结直肠癌在哪个部位。

　　排便习惯变化，也不能掉以轻心，那可能是直肠癌的前兆。排便变化包括很多方面，如平常排便比较干燥，这几天却突然变稀，或是由稀变干；还有的人排便次数出现了变化，从每天一次变成二三次，或是反之。总之，如果有腹部不适、疼痛，局部出现肿块，里急后重感，大便性状及形状改变（由干变稀，带黏液和鲜血或大便不成形，变细变扁），即排便和平常的规律不一样，就应及早到医院进行专科检查。

　　对于无大肠肿瘤家族史的一般人群，若经济条件允许，50岁应做第一

次肠镜检查，若无异常，则以后
每隔3~5年检查1次；若发现腺瘤
性息肉应尽早摘除，术后每年进
行一次肠镜复查。若条件不允
许，可进行大便隐血试验，阳性
者再进行肠镜检查。若父母或兄
弟姐妹等直系亲属中有肠癌患

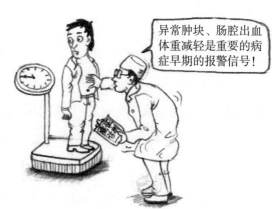

异常肿块、肠腔出血
体重减轻是重要的病
症早期的报警信号！

者，则应该适时接受肠镜检查；如果不到50岁的非直系亲属发现肠癌，应
该前往医院就诊，及时接受肠镜检查。

除了定期做肠镜筛查外，饮食一定要健康，禁止吃五香类食物、少吃
腌制食物、少吃糯米食物、少吃方便面等工业油炸、膨化食品；养成良好
生活习惯，不吸烟、不酗酒；密切注意大便性状、排便习惯的变化：当出
现黏液便、血便、黑便、大便不成形、大便便条变细，大便排便习惯的变
化、排便次数改变，经常腹泻或者排便困难等症状时，一定要前往医院做
正规检查。

各个国家结直肠癌如何筛查?

结直肠癌（CRC）是男性第二大、女性第三大致死癌症，死亡率分别
为3.5%和3.1%，我国每年新发CRC超过25万例，死亡14万例，新发和死
亡占全世界同期CRC的20%。

CRC的转归和预后与病变分期紧密相关，早期、局部进展期、晚期
CRC的5年生存率分别约为90%、70%、12%。有效的筛查、早诊早治可
显著降低死亡率。让我们一起对比一下中国、美国、加拿大对于结直肠癌
筛查的差异。

★中国CRC筛查共识

我国人口众多，直接采用结肠镜检查进行人群普查需要消耗大量的人
力、物力、财力，肠镜检查且有一定的并发症风险，因此目前对50～75岁

一般风险人群进行初筛，高危人群再行结肠镜精筛。

结肠镜下活检病理检查是诊断结直肠癌的金标准。

初筛：FOBT、血浆Septin 9基因甲基化监测，有条件可以行虚拟结肠镜检查、结肠胶囊内镜、乙状结肠镜筛查（对近端CRC发病无效）。

高危人群：FOBT阳性，既往有结直肠腺瘤或息肉或UC、克罗恩等癌前病变。

Lynch综合征家族史：MLH1或MSH2基因突变，20～25岁每1～2年1次结肠镜，35岁以后1年1次；MSH6或PMS2基因突变，25～30岁每2～3年1次结肠镜，40～50岁后1～2年1次。

APC基因相关性息肉病：10～12岁起，1～2年1次乙状结肠镜或结肠镜，发现腺瘤后每年1次直至结肠切除。

★美国ACS指南

一般人群筛查：粪便隐血试验（FOBT）、粪便组化检测（FIT）、粪便脱落DNA筛查（sDNA）。

进展期损害的筛查：内镜、放射学筛查，如软乙状结肠镜、结肠镜、双对比钡剂灌肠、CT、虚拟结肠镜。

所有推荐筛查都是可选择的，预防CRC是筛查的首要任务。

●普通人群CRC筛查

50岁起，以下五选一：

每年1次高敏感度的FOBT或FIT，每3年1次sDNA筛查；

每5年1次软乙状结肠镜筛查；

每5年1次双对比钡剂灌肠；

每5年1次虚拟结肠镜；

每10年1次结肠镜。

●高危人群CRC筛查

高危人群要进行更高强度的随访，包括结肠镜检和更早启动筛查。

高危人群：包括腺瘤性息肉史、CRC治愈性切除史、一级亲属CRC或结直肠腺癌家族史、持续炎症性肠病、已知或怀疑存在遗传性综合征，如Lynch综合征或家族性腺瘤性息肉病。

★加拿大CTFPHC指南

加拿大预防保健工作组（CTFPHC）之前的指南（2001年）建议无症状的50岁起每1年或每2年1次的高敏感度的FOBT或FIT，每5年1次乙状结肠镜检查。

近期发布的新版筛查指南中，综合了2000年之后的指南、系统综述、临床随机对照试验（RCTs），评估了不同筛查方法的优劣，推荐如下：

强烈推荐：60～74岁每2年行1次FOBT或FIT，或每10年行1次乙状结肠镜检。

轻度推荐：50～59岁每2年行1次FOBT或FIT，或每10年行1次乙状结肠镜检；75岁以上人群不必行结直肠癌筛查；不使用结肠镜作为筛查手段。

RCTs分析显示60～74岁人群比50～59岁人群更能从筛查中获益；FIT与FOBT诊断特异性相似，但FIT敏感性更高。

由于大多数结直肠癌是从结直肠息肉发展而来，用内镜切除结直肠息肉或切除早期结直肠癌灶是降低结直肠癌死亡率的理论基础。目前没有证据支持结肠镜检比乙状结肠镜检更有效，因此暂不推荐使用结肠镜筛查。

什么样的人更应该接受结直肠癌筛查？

结直肠癌是严重威胁人类健康的消化道的恶性病变，不管是疾病本身还是治疗都会给患者带来极大的痛苦。所以，虽然现在结直肠癌的治疗已经取得了重大突破，但是，我们还是要做好结直肠癌的预防工作，防止这种疾病发生在自己身上。因此，处于结直肠癌高发环境下的人群要定期做结直肠癌筛查。

发达国家对于40岁以上人群每年都进行一次肠镜检查，但90％都是40岁以上的患者。年龄越大患癌风险越大，多数患者在五六十岁时被诊断患有此病。其高危因素包括乳腺、子宫或卵巢癌病史，炎症性肠疾病（溃疡性或克罗恩性结肠炎），有结直肠息肉或癌症家族史。大多数结直肠癌是由肠内的单个细胞或一组细胞发展来的。这些细胞开始分化并长成非癌症（良性）赘生物，称为息肉。当这些息肉变大时，就可能变为癌症，浸润肠壁或转移到身体其他部位。

许多结直肠息肉和肿瘤在变大之前没有症状，在肿瘤还不大或活动度小时发现它是很重要的。因此，对没有症状的人群进行筛查，就可以提早发现这些赘生物或息肉。

即使您没有危险因素存在，也应该从40岁开始每年进行肛门指诊和大便潜血检查。50岁开始应进行乙状结肠镜检查低位的肠道。如果体检正常，需每5年重复做1次。一般有危险因素的人，应每5~10年用钡剂灌肠检查一次，或10年用结肠镜检查一次。

结直肠癌高危人群，应做整个结肠和直肠的检查。结肠镜检查是最好的方法，但有时用钡剂灌肠加上可弯曲的乙状结肠镜就够了。一般来说，需要每5年复查1次。第一次检查的时间要根据危险因素来定。如果家族中有一个以上50岁之前的结直肠癌患者，就应该在40岁开始筛查。如果父母双方有一方有家族性多发性息肉，就应该在12~14岁开始筛查。

有结直肠癌或息肉家族史，或有结直肠癌或腺瘤样息肉个人史的，应该做结肠镜检查。任何息肉都应该切除，并每1~3年复查。如果检查正常，应3~5年做1次结肠镜检查。有乳腺、卵巢或子宫癌的女性，应该在40岁开始每3~5年做1次结肠镜检查。

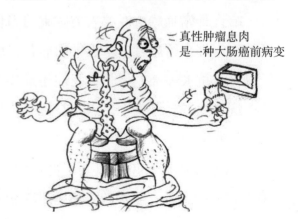

真性肿瘤息肉是一种大肠癌前病变

以上就是有患结肠癌风险的人群，但是并不是这些人群就一定会患这种疾病，而是这些人群的患病率比一般人要高。只要您做好相应的预防工作，就不用担心了。

大肠癌是什么样的一种病？

大肠癌是常见的恶性肿瘤，包括结肠癌和直肠癌。大肠癌的发病率从高到低依次为直肠、乙状结肠、盲肠、升结肠、降结肠及横结肠，近年有向近端（右半结肠）发展的趋势。其发病与生活方式、遗传、大肠腺瘤等关系密切。发病年龄趋老年化，男女之比为1.65：1。

结直肠癌有哪些类型？

结肠直肠癌的大体形态可分为3种：息肉样型、狭窄型和溃疡型。各型癌肿的好发部位和临床表现均有不同。

息肉型大肠癌好发于盲肠、升结肠等右半结肠，癌体较大，外形似菜花样，向肠腔凸出，表面容易溃烂、出血、坏死。

狭窄型大肠癌好发于直肠、乙状结肠和降结肠等左半结肠，癌体不大，但质地硬，常围绕肠壁浸润而导致肠腔呈环形狭窄，容易引起肠梗阻。

溃疡型大肠癌好发于左半结肠，癌体较小，早期形成凹陷性溃疡，容易引起出血、穿透肠壁侵入邻近器官和组织。

怀疑自己得了直肠癌，需要做哪些检查？

●大便潜血检查：是普查或对高危人群进行直肠癌初步筛选的最简单法。阳性者再做进一步检查，无症状阳性者的癌肿发现率在1%以上。

●直肠指检：是诊断直肠癌最重要的方法，简单易行，安全可靠。

内镜检查：包括肛门镜、电子直肠镜、乙状结肠镜和纤维结肠镜检查。

●影像学检查：①气钡灌肠造影检查是结肠癌的重要检查方法，对直肠的诊断意义不大，用以排除结直肠多发癌和息肉病；②肠腔内B超检查，用腔探头可检测癌肿浸润肠壁的深度及有无侵犯邻近脏器，内镜超声逐步在临床开始应用，可在术前对直肠癌的局部浸润进行评估，对于明确肿瘤浸润深度及与周围脏器关系有十分重要的意义；③CT检查：既能显示肠腔内病变，又能直接观察肠壁及其与相邻组织器官的关系，可明确癌肿侵犯肠壁深度，向肠壁外浸润的范围及远处转移部位。有无侵犯膀胱，子宫及盆壁，是术前常用的诊断方法；④MRI检查可显示肿瘤在肠壁内的浸润深度，对直肠癌的诊断及术前分期有重要价值。

●癌胚抗原：是目前被临床普遍应用的检测指标。

确诊大肠癌的方法有哪些？

本病应该做到早期诊断。对于近期出现排便习惯改变或血便的患者应不失时机地进行直肠指诊、X线钡剂灌肠、乙状结肠镜或纤维结肠镜检查。癌胚抗原（CEA）被认为与恶性肿瘤有关，但对大肠癌无特异性，可以作为诊断的辅助手段之一，由于癌肿切除后血清CEA逐渐下降，当有复发时会再次增高，因此可以用来判断本病的预后或有无复发。

大肠癌都有哪些治疗方法？

●外科治疗：肠癌的根治性治疗方法迄今仍首选外科治疗。

●放射治疗：对晚期直肠癌，尤其是局部肿瘤浸润到附近组织（直肠旁、直肠前组织、腹腔淋巴结、膀胱、尿道、耻骨支）以及有外科禁忌证患者，应用姑息性放射治疗亦常有较满意的疗效。

●化学治疗：单一药物治疗、联合化疗、辅助化疗。

●免疫治疗：减缓晚期癌症患者的疼痛，增加食欲，改善患者的生活质量。

●中医治疗：在选择西医治疗，放化疗时，可适当选择具有抗肿瘤、增强免疫力，可以减轻放、化疗副作用的中医药物进行治疗。

影响大肠癌治疗效果的因素有哪些？

在决定大肠癌疗效的众多因素中，肿瘤的临床分期是最重要的，此外，肿瘤的病理类型、患者的年龄、肿瘤的部位等对大肠癌的预后有着不同程度的影响。

●临床分期：大肠癌的早发现、早诊断和早治疗对预后影响非常大。早期由于患者初病，体质尚佳，癌肿尚未转移，康复的概率高。反之，则病期晚则预后差。

●肿瘤的病理类型：肿瘤病理类型的高、中、低分化在决定患者的预后生存率中也有重要的作用，低分化肿瘤的术后5年生存率低于高、中分化者。

●年龄：年龄小的大肠癌患者的预后较差，同时年轻患者的临床症状不明显，确诊时多为晚期，且多是分化程度较低的黏液腺癌。

●性别：由于男女在解剖生理上的差异，预后也有所不同，女性大肠癌患者的预后一般比男性差。

●肿瘤的部位：不少研究发现结肠癌的预后比直肠癌好，当有淋巴结转移的Dukes′C期患者中结肠癌预后明显优于直肠癌。直肠癌的预后也与病灶位置关系密切，无症状（如普查时发现）患者的预后显著优于有症状者。

得了结直肠癌是选择传统的开腹手术好还是做腹腔镜手术好？

结直肠癌的手术方式有传统开腹手术和腹腔镜手术，二者均为结直肠癌治疗指南中标准术式。腹腔镜手术具有切口小、恢复快，对腹腔脏器影响小，术后肠粘连发生率低，原发肿瘤一次切除等优点。但开腹手术仍是结直肠癌治疗的经典方式，对于肿瘤较大侵犯邻近脏器、合并有肠梗阻、肠穿孔的患者，开腹手术是首选术式。

便秘是怎样的一种病？

"便秘"并非是一种疾病的名称，它是一系列排便异常的症状总称，包括排便费力、便不尽、便次较少、大便干硬等。

便秘可由其他疾病所引发，如肠道肿瘤、内分泌疾病等，这类便秘称之为器质性便秘（继发性便秘）；如果由胃肠道、肛门功能所引发的便秘称之为功能性便秘；还包括由药物副作用所引发的便秘称之为药物性便秘。最常见的便秘为功能性便秘。

根据不同的原因国内将功能性便秘分为三种类型：结肠慢传输型（结肠蠕动功能差，导致大便不能被输送至肛门，又可称为功能性便秘）；出口梗阻型便秘（直肠肛门肌肉功能、感觉障碍，或者盆腔内器官、局部结构异位导致大便出口梗阻，导致大便不能正常排出体外，又可称为功能性排便障碍）；混合型（以上两种并存）。分清便秘的种类是便秘治疗的关键。

你对大便知识了解吗？

朋友们可能会问：大便有什么好看的，多恶心啊！要知道，肠道一出现问题，首先便会体现在大便上，大便的形状、气味等可以告诉我们很多身体方面的问题，学会看大便，是对自己的身体健康负责。如何看大便呢？主要从以下几方面入手：

●看形状。最健康的大便是"香蕉形"，形态匀称。如果大便比较"黏"或毫无一点"精气神"，说明身体摄入的营养素不平衡，需要好好反省一下，重新打造大便的"身材"。

●闻味道。这其实没什么恶心的，你只是在了解你身体里来的一个伙伴而已。决定大便味道的正是肠道内菌群的平衡问题，如果"好菌团"占据优势，那么大便的气味便不会很臭。如果你要掩面狂奔的话，那赶快调整生活方式吧。

●观颜色。健康大便的颜色以淡黄色为好。如果颜色呈现出红色，则可能内有隐血，说明肠黏膜可能出现破损，肠道健康状况有大隐患；如果偏白色，则可能是胆汁分泌有一定问题。

●估分量。正常的大便应该保持一定量。但现在很多人的大便量都非常少，说明摄入的纤维素很少，过分的节食让大便的量很少，应该适当增加纤维素摄入。

●守规律。一般情况下排便都是以准时而著称的，每个人排便都有自己相对固定的时间，比如大多数人习惯每天早起后排便。如果排便非常不规律，甚至经常不排便，这都是肠道出现了健康问题的重要信号，不能忽视。

●凭感觉。排便的感觉也非常重要，应该很顺畅。如果一直有排便不尽或排便困难的感觉，就应该反思一下自身的生活习惯。

当然，不是说大便出现上述问题，一定就是得病了，但至少应引起警觉，要引起重视，必要时到医院检查，做到早诊断、早治疗。

大便气味异常可能是肠道菌群失调吗？

为什么大便气味会因人而异，有所不同？有的大便恶臭多是进食高蛋白食物或肉类较多，长此以往肠癌的发病率增高；大便有刺鼻酸味，多数是发酵性消化不良，是"食滞"的后果，可吃保和丸、鸡内金、山楂等促消化；腹泻伴烧焦味，则是小肠机能下降导致的消化不良，在中医来说则是脾胃虚弱，需要以淮山、茯苓、薏米等食物补脾；伴有腥味的焦黑便，提示消化道出血且出血量较多；水便伴肉或鱼的腐臭味，是肠内大量血液或黏液分解的

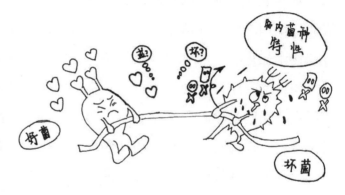

表现；肉汤样大便伴奇臭味，则多见于小肠出血性坏死性炎症。

因为肠道里的细菌通常有上百种之多，可分为有益菌和致病菌两类。在人体健康状态下，有益菌多于致病菌并处于动态平衡状态，维持肠道环境的健康。可平衡一旦被打破，有益菌抵挡不住致病菌的攻击，就会导致各种肠道疾病的产生，大便的气味也会随之改变。

如上，如果发现大便有异常的气味，应及时到医院咨询就诊。日常预防肠老化和肠内脏污，则可遵循以下原则：

●保证睡眠，睡眠不足会使肠道负担加重。

●减少精神压力，防止菌群失调，保证好心情，防止肠道过劳。

●注意营养均衡，忌暴食暴饮，戒烟酒。

●适当食用根茎类食物，如红薯、土豆、胡萝卜、大豆、谷类等，并多吃水果蔬菜。

●适当服用一些肠道有益菌制剂如双歧杆菌等。

所以，大便气味是肠内环境恶化的最佳证据。一般来说，健康人的大便不会特别臭，除非有时吃得肉食特别多，但往往只是一时的，清淡饮食便会恢复正常。但如果有的人每天排便都会恶臭无比，这样的情况就值得警惕了。

结肠慢传输便秘是什么样的一种病？

慢传输型便秘是指结肠的传输功能障碍，肠内容物传输缓慢引起的便秘，症状表现为大便次数减少，少便意或便意消失，便质坚硬，一般伴有腹胀，病因不清，症状顽固，多发于育龄期妇女，而且随着时间的推移其症状逐渐加重，一部分患者最终须行结肠次全或部分切除术。直肠指检时无大便或触及坚硬大便，而肛门外括约肌的缩肛和用力排便功能正常。其病因在于结肠运动障碍，结肠将内容物推进速度减慢或结肠收缩无力，本类型便秘无任何解剖学和器质性病变。动物实验和临床研究发现应用刺激泻药治疗便秘的同时，尤其在长期大量应用时可造成结肠神经丛、间质细胞甚至平滑肌发生破坏甚至消失，最终导致结肠蠕动明显减弱或消失。

结肠慢传输型便秘有哪些症状？

排便次数减少，少便意，无便意，大便干；直肠指检时无大便或可触及干大便，肛门括约肌功能正常；结肠传输试验延长；缺乏出口梗阻型便秘证据，肛门直肠测压显示正常。

出口梗阻性便秘有哪些病？

出口性梗阻型便秘，又称功能性出口梗阻型便秘，是指那些只有在排便过程中才表现出来的直肠肛管功能性梗阻，并由此引起排便困难和便秘，是临床上常见的一种疾病，主要表现为患者有明显的便意但大便从肛管直肠内排出困难，有时需用手帮助排便，患者多伴有整个盆底结构及其内脏的松弛和结构异常。

临床分为三型：直肠无力型或称弛缓型、痉挛型、肠外梗阻型。三种类型可单独发病，也可同时发病。常见直肠黏膜内脱垂、直肠前突、耻骨直肠肌综合征同时发生者。本病以青壮年女性为多见，直肠无力型便秘多见于老年人。

出口梗阻型便秘主要有哪些症状？

排便不尽，排便费力，排便量少，有便意或缺乏便意，肛门坠胀；除外直肠肛门器质性病变，肛门指检直肠内潴留有泥样大便，排粪造影，盆底肌电图显示异常。

我怎么得了便秘？

随着人们饮食结构的改变及精神心理和社会因素的影响，便秘发病率逐渐呈增高趋势。便秘在人群中的患病率已高达27%，但只有一小部分便秘者会就诊。便秘的形成原因可以从以下几个方面来考虑：

●饮食结构不合理：当前城市人口饮食弊端主要体现在主食的种类过于单一，基本是精米、白面；主食中杂粮所占的比重太小，不利于主食均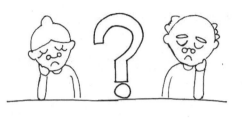衡摄取营养素；随着生活节奏的加快，快餐成为都市人的首选，荤腥油炸摄入过多，而谷类蔬菜等富含膳食纤维的食物则相对摄入不足。

●饮水少：多数便秘患者的大便都很干燥，原因之一是平时水分摄入过少。如果你真的不爱喝无味的白开水，可以选择绿茶，而不要选择饮料和咖啡，含糖分高的饮料摄入后会起到利尿效果，加重大便干结的情况。此外，如今一年四季空调的使用频率很高，造成室内湿度较低，环境干燥。如果忽略了水分的摄入，那么人体为了保持自身细胞内外水液平衡，会吸收肠道内食物残渣中的水分，也会使大便干燥，难以排出。

●排便动力缺乏：有调查结果显示职业和劳动强度对便秘的发生也有一定的影响。研究表明重体力劳动者发病率低，可能与全身较多运动有助于肠道蠕动，而长期脑力劳动、活动较少会减慢肠道活动相关。长时间坐而不动、老年等原因造成的运动障碍，以及经产妇生育过多造成腹壁松弛等，都可影响协助排便的膈肌、腹肌、提肛肌的肌肉收缩力，以致产生便秘。故便秘在白领及中老年人群中的发病比例较高。

●器质性病变：当肠道发生病理性改变，肠道狭窄使肠内容物前进的道路发生阻碍，因而造成便秘。肠内梗阻常见于结肠癌、直肠癌、增殖性肠结核、不完全肠套叠及肠扭转等。

因此，便秘症状不容忽视，一旦生活饮食调节及药物治疗无效时应及时就医治疗，明确便秘原因，以免延误病情。

过分用力排便不可取！

每天清晨大便是一个很好的习惯，正常大便的时间是2~5分钟，可是现在人们生活方式的改变，每天久坐缺少运动，导致便秘的比例增加，排便困难已经成为大众病。在很多时候，为了赶时间，就会用力排便，这样一个简单的动作，却可能引发生命危险。

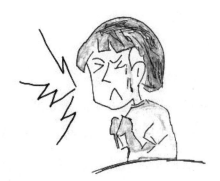

在医务人员眼中，厕所一直是紧急情况频发的地方。人在用力屏气排便时，腹壁肌肉和膈肌强烈收缩，使腹压增高，血压骤升可导致脑出血，心脏耗氧量的增加可诱发心绞痛、心肌梗死及严重的心律失常，两者都可能造成猝死。

养成良好的排便姿势：两腿分开比肩稍宽，双手握拳，置于两腿上，腰挺直，身体前倾。为了避免用力排便，在排便前可以吃一些润肠的食物，或者多喝水。要养成有便意就排的习惯。一旦出现便秘、排便困难等症状，尽早就医。

便秘有哪些致命危害？

"便秘不是病，解不出来真要命"。对现代人来说，每天保持肠道通畅，似乎越来越困难了。有报道称，我国60岁以上的老年人近20%患有便秘。便秘不只是老年人的专利，这个听上去不登大雅之堂的毛病，已成为很多人的"难言之隐"。此前一项统计也显示，每10个中国人中就有1人受便秘影响，在所有就诊的患者中，大约75%属于慢性便秘。

便秘是一种临床常见病，我们吃的食物每天总有一点存在肠道的皱褶里，在肠道停留时间过长不能及时排出体外，而且因大量的水分被吸收，使便体变得又干又硬，就形成了便秘。特别是在老年人、孕妇、儿童和节食减肥者中，便秘发生率很高。便秘不仅自身滞留体内形成"垃圾站"，还会带来一系列疾病。便秘主要有以下几大"罪状"。

●便秘会影响到"面子"问题：长期便秘使肝脏的负担加重，体内毒素得不到及时排出，这样会使机体内分泌系统功能失常，激素代谢失调，从而导致面部色素不正常沉着，出现黄褐斑、皮肤变黑、青春痘及痤疮等。

●导致肛肠疾患：便秘时，大便干燥使排便困难，可直接引起或加强肛门直肠疾患，如直肠炎、肛裂、痔疮等。

●胃肠神经功能紊乱：大便潴留，有害物质吸收会诱发胃肠神经功能紊乱，导致腹胀、食欲减退等症状。

●引起性生活障碍：便秘使得排便过于用力，造成直肠肌肉疲劳，肛门肌肉过度收缩，使得盆腔底部充血，从而导致性欲减退、性生活没有高潮等。

●导致肠癌：国外有科学家做过统计，大便在大肠中储存12小时以上，就会产生22种有害物质和致癌物质，被肠道不断吸收后可能致癌。美国科学家在《流行病学》月刊上公布了一项报告结果，有便秘者的结肠癌发病率是正常人的4倍多。

●影响大脑功能：便秘时代谢产物久滞于消化道，细菌的作用产生大量有害物质，如甲烷、酚、氨等，这些物质部分扩散进入中枢神经系统，干扰大脑功能，突出表现是记忆力下降、注意力分散、思维迟钝等。

●诱发心脑血管疾病：便秘本身并不会产生致命的危险，如果年龄较大并患有心脑血管疾病，那它就成了一个危险因素。因为在排便时用力，血压会比平常高，机体的耗氧量增加，容易诱发如心绞痛、心肌梗死、脑出血等，这种病例在临床上逐年有所增加。

从另一个角度说，便秘还可以当作身体的一面镜子，反映出很多方面的毛病。比如，大肠癌在初期时，有的患者就表现为便秘。另外，糖尿病、甲亢、电解质紊乱和自身免疫力方面出现的问题，也有可能衍生出便秘的症状。

便秘诊断常用的辅助检查有哪些？

结肠传输试验、钡灌肠、排便造影、盆底表面肌电图、肛管直肠动力及感觉检测、纤维电子结肠镜等。

患有慢性便秘的患者应该如何治疗？

器质性疾病导致的便秘：慢性便秘如果是由其他器质性疾病所导致的，那么应该在治疗原发病的基础上给予便秘的对症治疗。例如，临床常见甲状腺功能亢进（甲亢）患者常常伴有便秘症状，那么此时应首先治疗其甲亢，同时服用一些缓泻剂。待甲亢治疗显效时，可将泻药减量。

功能性便秘需要进行综合治疗：

●心理治疗——消除忧郁、烦躁，改善睡眠，稳定情绪。

●饮食调节——增加纤维素摄入，保证饮水量，规律进餐，合理膳食。

●促进胃肠蠕动——通过药物、针灸、结肠途径治疗加快恢复胃肠道蠕动功能，停止滥用刺激性泻药（番泻叶、果导片、大黄、芦荟），能令肠道的蠕动功能有所恢复。

●盆底肌肉康复治疗——骶尾部神经电刺激、盆底肌电刺激、生物反馈训练。

●括约肌肉毒素注射——放松肛门括约肌，有效时间约1个月，为盆底肌肉康复治疗提供条件。

●家庭盆底肌锻炼——Kegel（凯格尔）模板训练（提肛—放松训练）。

●灌肠训练——温盐水灌肠。

●缓泻药物的应用——应用一些依赖性小、副作用轻微、致泻作用较缓和的泻药防止大便干硬，适合于特殊人群，如食量小、活动受限的老年人，孕妇，儿童，药物所导致的便秘人群。

●手术治疗——通过系统、足够长疗程的保守治疗，便秘仍然不能缓解，患者主观要求行手术治疗，术前经过严格全面的辅助检查、手术适应证的筛选，可行联合、单独应用相关手术，如全结肠切除术（适合于慢传输型便秘）、回肠造瘘术、盆底悬吊术（盆底重建，适合于盆底松弛综合征）、PPH（直肠黏膜环形切除吻合术，适合于黏膜脱垂），直肠前修补术等。

功能性便秘采用针灸治疗是否有效？

慢传输型便秘患者主要发病机制在于全消化道（胃、小肠、大肠）动力下降，食物在全消化道中的通过时间明显延长，因此导致大便干硬，难以排除。首先，通过针刺、灸法、穴位埋线等方法可促进胃肠道蠕动，缩短食物通过胃肠道时间，尽早到达直肠，减少大便水分的丢失，从而使大便松软易便。其次，我们通过电针刺激骶尾部神经，调节盆底肌肉、神经（肛门直肠肌肉）的功能，改善盆底肌肉的协调运动与直肠感觉，恢复正常的排便功能。

便秘患者如何正确使用泻药？

在日常生活中，人们常常选择自行服用药物或开塞露灌肠解决排便困难问题，那么究竟怎样使用泻药呢？

泻药可分为四种：包括刺激性泻药（番泻叶、果导片、酚酞片）、渗透性泻药（乳果糖）、润滑性泻药、容积性泻药（纤维素）。刺激性泻药不宜长期使用，否则将会导致肠道功能的损伤，并且极易使患者产生药物的依赖性，长期使用的患者可使结肠黏膜变黑（结肠黑病变），增加结肠癌的发病风险。代表药物例如番泻叶、果导片、大黄、芦荟等，以及一些市面上常用的中成药均含有刺激性泻药成分。其余三种泻药通常致泻作用较缓和，可适当应用。容积性泻药一般为浓缩的纤维素，对老人、儿童也较安全，可适当延长使用时间。日常生活中使用泻药的原则是用于解除短期的便秘症状，待恢复正常排便后应尽早停止应用，如停止服用泻药后便秘症状仍持续存在或加重时，需尽早去正规便秘治疗专科就诊。如果依靠刺激性泻药排便，后果将是使症状更加严重、病情更为复杂、治疗更为困难。服药不当还可引起营养不良、肠道功能的损伤，甚至诱发结肠癌。

老年便秘患者为什么要慎选泻药？

随着饮食结构的改变、运动的缺乏，慢性便秘在中国的发生呈现明显的上升趋势。慢性便秘是困扰老年人的常见病之一，其主要表现为排便次数减少、无便意、大便坚硬等，也可表现为排便困难、排便量少或排便不尽等。无论是哪种表现的便秘，都不利于老年人的健康。除了肛裂、内分泌失调、肤色变差等身体机能受损，更严重的是干扰患者的正常生活，甚至诱发忧郁症、癌症等更为严重的疾病。

老年人的便秘多为功能性的。所以他们在治疗该病时除采用调整饮食结构、改善生活方式、加强体育锻炼和养成定时排便的习惯外，还要通过服用泻药来进行治疗。泻药能使便中水分含量增加，加速肠内容物的运行，排出软便。根据泻药作用方式，可分为容积性、渗透性、接触性和润滑性泻药四种。

●容积性泻药：食物性纤维素是植物性食物中未被消化的纤维素、半纤维素、果胶及其他糖类物质，属于容积性泻药。半合成的多糖及纤维素衍生物，如甲基纤维素等也属于容积性泻药。未被消化的食物性纤维素以及不能被人类消化的半合成多糖、纤维素衍生物都有亲水性，在肠道内吸水膨胀后，增加肠内容物的容积，促使推进肠蠕动，排出软便。

●渗透性泻药：渗透性泻药包括盐类（如各种镁盐、硫酸盐和磷酸盐等）、双糖类（如乳果糖）、甘油和山梨醇等。此类药物在肠道内很难吸收或吸收缓慢，故在肠腔内维持高渗透压，阻止肠内盐和水分的吸收，致使肠容积增加，肠腔扩张，刺激肠壁，促进肠蠕动。此外，镁盐还可刺激十二指肠分泌缩胆囊肽，促进肠分泌肠液和蠕动。

●接触性泻药：曾称为刺激性泻药。本类药物与黏膜直接接触后，使黏膜通透性增加，使电解质和水向肠腔渗透，从而使肠内液体增加，引起导泻。因本类药物对肠道活动的影响有兴奋和抑制两种作用，同时，本类药物对肠黏膜中水分和电解质吸收也有原发性影响，故改称为接触性泻药。本类药物包括蒽醌类（如大黄、番泻叶和芦荟等植物性泻药）和二苯甲烷类（如酚酞，即果导），他们对小肠功能影响较小，主要作用于大肠，既能减少其分节运动，又能增加周期性蠕动，从而加速大肠内容物的运行。此外，本类药物也能降低肠黏膜对水分和电解质的吸收。

●润滑性泻药：又称大便软化剂，主要起润滑作用，有利于排便。如液状石蜡、蜂蜜等。此外甘油也具有局部润滑作用。

泻药如果用得过量会导致严重腹泻，从而导致人体电解质失衡引发生命危险，而且长期使用泻药很有可能导致肠道损伤，使肠道失去正常地蠕动和排便功能。长年累月的泻药会严重损伤直肠黏膜，导致结肠黑便病，甚至还可能引起肠黏膜细胞的癌变，最终诱发肠癌。因此，老年人便秘应避免"想当然"，慎重选择泻药种类，必要时前往医院听取医生的建议。

慢性便秘患者可以长期使用哪些泻药？

那么在不得不长期使用泻药时，如患高血压病的老年人，为避免用力排便导致脑出血而需要长期服用泻药，我们建议这类患者应选择作用缓和、副作用小、不易形成依赖性的泻药，并且需要在疾病的不同时期调整药量和种类。这类泻药主要包括容积性泻药和渗透性泻药，容积性泻药的作用原理是增加大便中的含水量，从而增加大便的体积，促进胃肠道蠕动；渗透性泻药的作用原理是增加肠道内的渗透压，减少肠道对大便中水分的吸收。因此以上两种泻药联合应用效果极佳，大便性状可为成形软便。

患有便秘的患者切忌在没有专业医生的指导下滥用泻药，为什么？

泻药因种类不同，药效不同，因此要分别对待，正确使用。我们在药房常常能买到的泻药大多属于刺激性泻药，包括番泻叶、果导片、芦荟、麻仁等，还包括许多含有以上药物成分的成药，这类药物的特点是服用后短时间内即可引起腹痛腹泻，腹泻后使便秘患者感觉很轻松，于是长期服用，维持排便。但是这类药物其实只能应用于急性便秘，只可短期、少量（一二次）用药，并不适合长期使用，一旦长期使用该类药物，首先会形成药物的依赖性，即不断加量，甚至加量亦不如初期使用时效果好；其次，刺激性泻药的长期大量使用会损伤肠道的蠕动功能，一旦停药会加重便秘症状；第三，刺激性泻药还可导致结肠黑变病，增加大肠癌的发病风险。

如果短期应用刺激性泻药停药后仍出现便秘症状时应该及时就诊，早期就诊，较轻的单纯性功能性便秘可在医生的指导下，通过生活方式的调整，消除便秘症状，如果需要治疗则应按照正确的功能性便秘与功能性排便障碍的治疗方案加以治疗，而不能依靠泻药来治标不治本，并且延误了治疗时机。

便秘那是因为你的"蹲坑"姿势不对吗？

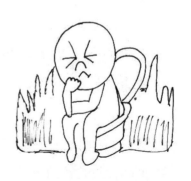

便秘是临床常见的复杂症状，在人群中的患病率高达27%，但只有一小部分便秘者会就诊。便秘可以影响各年龄段的人。女性多于男性，老年多于青壮年。因便秘发病率高、病因复杂，患者常有许多苦恼，便秘严重时会影响生活质量。

近期有一项很有趣味的研究，研究人员纳入28名实验者分别以三种不同的姿势上厕所，普通的坐便式，蹲坐在马桶以及蹲坑式。

研究结果显示，蹲坑式平均耗时50秒，而坐便式平均耗时130秒。研究人员认为，由于人的肠道像弯弯曲曲的软管，在坐姿状态下它没法完全打开出舱口，也就是打结了。通俗来讲，如果你坐着，就会将结肠末端挤压出一个曲线，排便费力，容易导致肠道问题；若采取蹲便式，肠道的角度就会变平顺，粪便能够在较小的压力下轻松排出。

但是便秘症状的种类和严重程度各不相同，轻度便秘注意饮食，运动，以及使用正确方式如厕，就能缓解，若严重者需要去医院接受治疗。

与"癌症"相比，慢性便秘并未引起广泛关注，但有医生认为便秘治疗困难或非常困难，准确地选择合适的处理方式对便秘者非常重要。

DisColon Rectum杂志2016年第6期发布了"美国结直肠外科医师协会便秘评价与处理的临床实践指南"。与2007年的指南相比，有一些重要的更新。

指南便秘的评价推荐：

●对便秘患者应当进行有针对性的病史询问和体格检查。推荐等级：1C（基于低或极低质量证据的强推荐）。

●一些行之有效的关于便秘特点、严重程度及对生活质量影响的评价方法可以作为便秘医学评估的一部分。推荐等级：2C（基于低或极低质量证据的弱推荐）。

●对于没有报警症状、不建议筛查或没有并存其他严重疾病的便秘患者通常不需要常规进行血液化验、放射检查或内镜检查。推荐等级：1C（基于低或极低质量证据的强推荐）。

●肛门直肠生理学和结肠传输功能检查可有助于发现潜在的病因，对顽固性便秘患者是有益的。推荐等级：1C（基于低质量证据的强推荐）。

●X线排便造影、MRI排粪造影或经会阴超声排便造影有助于发现与排便梗阻有关的解剖异常。推荐等级：1C（基于低质量证据的强推荐）。

便秘的非手术治疗推荐：

●便秘的初始治疗是饮食调节，包括纤维素和液体的补充。推荐等级：1B（基于中等质量证据的强推荐）。

●渗透性泻药如聚乙二醇和乳果糖适用于慢性便秘的治疗。推荐等级：1B（基于中等质量证据的强推荐）。

●刺激性泻药如比沙可啶，可以作为慢性便秘的二线用药短期应用。推荐等级：1B（基于中等质量证据的强推荐）。

●治疗便秘的一些新药，如鲁比前列酮（lubiprostone）和利那洛肽

（linaclotide），在饮食调整、渗透性泻药和刺激性泻药治疗无效时可以考虑使用。推荐等级：2B（基于中等质量证据的弱推荐）。

●生物反馈疗法是有症状的盆底失调的一线治疗方法。推荐等级：1B（基于中等质量证据的强推荐）（更多详见—2016ASCRS便秘最新指南发布）。

治疗便秘——合适的才是最好的治疗对吗？

便秘是临床常见病和多发病，尤其在儿童、老年人和女性中。随着我国进入老龄化社会、生活水平改善、生活质量要求提高，便秘问题越来越受到关注。

便秘使患者排便更加费力，引起血压升高，心脑血管基础病者易诱发心脑血管疾病的发作。反复便秘，肛管直肠静脉回流不畅、局部抵抗力下降，出现痔疮、肛裂、肛窦炎等疾病。瘀血还可误导神经系统，使肛门长期感到坠胀，情绪受到很大的影响，导致精神焦虑者非常多。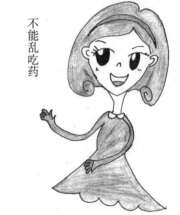

不能乱吃药

治疗便秘的方法和药物层出不穷，但由于选择不当，引起一系列问题，如长期服用蒽醌类泻药（大黄、番泻叶等）引起的结肠黑变，泻药引起的肠道自主神经系统的损害、结肠运动功能失调，泻药依赖。因此便秘的治疗必须讲求策略。

便秘是描述排便不满意症状的一个主观术语，而这种不满意可以是身体上的，也可以是心理上的或情绪上的，在临床上首先应根据患者的病史和症状确定是否真的患有便秘。

目前对于功能性便秘多采用罗马Ⅲ诊断标准：

●症状持续6个月以上，近3个月症状必须满足以下2条或多条：

① 排便费力；

② 排便为块状或硬便；

③ 有排便不尽感；

④ 有肛门直肠梗阻和阻塞感；

⑤ 需要用手辅助排便；

⑥ 排便少于每周3次。

● 不用泻药几乎没有松软大便。

● 不足以诊断为肠易激综合征（IBS）。

临床上有部分便秘患者可能并无潜在原因，而属于特发性便秘。通过详细询问排便情况、饮食情况、精神情况、既往病史和用药史，结合仔细的体格检查，特别是直肠检查，能够排除大部分引起便秘的其他重要疾病。在此基础上，有目的有选择地进行一些辅助检查（排便造影、结肠镜检查、钡灌肠等）。

高纤维素饮食可以缓解几乎所有便秘患者的症状，包括那些肠易激综合征患者的症状。在结肠内，纤维素可以增加大便体积，留住水分，并可成为肠道细菌的营养物质，使肠内菌群增加，并产生气体。同时纤维素可以刺激肠蠕动，缩短结肠传输时间，减少肠腔内压力，并软化大便。纤维素也有一些不良反应，如排气增多、腹胀等，随时间而减轻，也可采用逐渐加量的方法来提高耐受性。

行为训练的目的是建立正常的排便模式。具体要求：停用泻药，力求在每天的同一时间排便，最好在早餐后立即去排便，这时是结肠运动的高峰。排便时应平心静气地体会便意，结合意念及腹部顺时针按摩。避免过分用力，以免诱发痔疮、盆底薄弱及损伤阴部神经。若不能排便，可蹲15分钟结束。若连续两天仍不能排便，第三天应采用甘油或灌肠排便。

● 容积性泻药（亲水性胶质）：此类药物可软化大便，刺激肠蠕动，可以推荐长期应用，适用于低渣饮食的患者、孕妇或撤用刺激性泻药的患者。服用此类药物应注意多饮水，以防肠梗阻，另外，肠腔狭窄的患者不适于此类药物。

●湿润性泻药：（如多库酯钠、多库酯钙、多库酯钾）这类药物含表面活化剂，促进水和脂肪物质的混合，增加大肠小肠水的分泌，从而软化大便。适用于短期（1~2周）应用，对急性肛周疾病、肛门直肠疾病术后、心梗恢复期或孕期尤为适宜。

●润滑性泻药：主要是矿物油。口服或直肠给药后覆盖在大便表面，使大便易于排出，同时使结肠吸收水分减少。不良反应较少，此类药物适用于短期应用（如术后患者）或不能用力排便者。不宜常规用于慢性便秘者。

●盐类泻药：镁盐、磷酸盐、硫酸盐和枸橼酸离子是其主要活性成分。其作用机制是多方面的，具有渗透作用，引起肠腔内体积增加，刺激肠运动。此类药物只用于需要紧急排空肠道的情况下，如内镜检查前，怀疑中毒，或用于急性便秘，肾功能不良者应慎用。

●刺激性泻药：此类药物有蒽醌衍生物（包括中药番泻叶、大黄、芦荟等）和双苯甲烷衍生物（比沙可啶、酚酞）。可刺激肠蠕动，刺激性泻药可引起严重绞痛，长期应用可引起水和电解质失调，引起代谢性酸中毒和碱中毒，并可导致结肠黑变病和泻药性结肠。

●高渗性泻药：包括甘油和乳果糖。通过其渗透作用增加肠腔内压力，刺激肠蠕动。甘油口服后即被吸收，故只能直肠给药，急性便秘随时可以用，特别是儿童。乳果糖除渗透作用外，还可被结肠内细菌代谢，使结肠内pH降低，增加肠蠕动。可引起排气增多、绞痛、腹泻和电解质失调，不宜长期使用。

●肠动力药：代表药物为西沙比利，通过选择性刺激肠肌丛副交感神经节后纤维，释放出乙酰胆碱，从而改善胃肠道的推进性运动。适用于肠道运动功能失调导致的便秘。中药中也有一些药物（如大剂量生白术）具有增加结肠运动的作用。

便秘病情复杂，治疗难度大，许多解剖学以外的因素，包括患者的精神心理状态等对治疗结果也具有较大的影响。目前，手术治疗便秘虽然取得了一些共识，例如严格把握适应证，采用合理的手术方式，术后重视采取非手术治疗巩固疗效，可以提高患者的生活质量。

引起便秘的原因与情绪、睡眠有关系吗？

首先，情绪障碍，如焦虑、烦躁、抑郁，以及失眠、多梦等可能是胃肠功能紊乱、肛门括约肌紧张的致病原因。

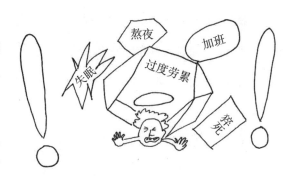

其次，长期便秘导致的腹胀、腹痛、食欲不振、肛门不适、排便困难、排便恐惧等都能诱发心理疾病。

因此，无论情绪异常、睡眠障碍是功能性便秘的原因还是结果，在治疗过程中，都应予重视。及时接受正规心理治疗、纠正失眠状况将有助于功能性便秘的治疗。临床上因心理疾病与失眠导致便秘的病例不胜枚举，只有双管齐下，同时接受心理治疗与便秘治疗才能达到事半功倍的效果。

改善便秘，莫入了饮食误区，为什么？

如何治疗便秘，饮食调理便秘无疑是最受推崇的治疗便秘方法。注重饮食的确可以有效帮助缓解、治疗便秘。但饮食治疗便秘却很容易将人导入几个误区，下面我们就来看看治疗便秘的五大饮食误区与便秘者应该多吃的五大食物。

●多吃水果蔬菜：大家都知道蔬菜、水果中含丰富的膳食纤维，并且水分充足，能有效帮助缓解便秘。但如果食用过多，则会引起胀气和腹痛等症状，对于胃肠功能差的人，如果多吃水果不但不利排便反而会对肠胃造成刺激。

●多吃香蕉：香蕉能帮助润肠、通便，也是常被用于改善便秘的备受推崇食物。其实只有熟透的香蕉才具有通便效果，没熟透的香蕉如果食用了不仅不能帮助改善便秘，反而会加重便秘。

●大量喝茶：许多人认为喝茶能帮助"清火"，必然也能起到一定改善便秘的作用。其实便秘者并不适宜多喝茶。因为茶具有收敛作用，喝多了反而会加重便秘，建议多喝水即可。

●吃清淡不吃油：许多人都认为导致自己便秘是因为大鱼大肉吃太多，为改善便秘转而吃得特别素。其实便秘者需多吃些油，尤其是香油，能够有效改善便秘，因为油脂有润滑作用。

●不吃肉：有人认为不吃肉能够帮助缓解便秘，其实不吃肉反而会使便秘加重。这是因为胃肠的运动也是需要动力的，而正常的饮食是保证其正常运转的基础动力，否则体内的废物很难被排出体外。

给便秘人群的小建议：

●平时应生活有规律，排便有时间，日常适量运动，注意合理进食，减少脂肪摄入量。

●适当食用新鲜蔬菜，水果等含粗纤维较多的食物。

●每晚睡觉前，最好能揉腹10~15分钟，以刺激肠道蠕动。

●每天清晨饮一杯温开水或淡盐水，有效地促进肠道蠕动，有助于排便。

●经常性便秘的患者，可在医生指导下适当服些润肠药物。

便秘的生物反馈治疗是怎么回事？

便秘的生物反馈疗法，即利用声音或可视图像反馈刺激大脑来调控身体的功能，训练患者正确地控制以肛门外括约肌为主的盆底肌的舒缩功能，控制或阻止便秘的发展，以达到正常排便。生物反馈疗法是通过测压或肌电设备，使患者直观地感知其排便的盆底肌的功能状态，意会在排便时如何放松盆底肌，同时增加腹内压实现排便的疗法。该治疗前需要先向患者解释盆底、生理，说明此治疗的方法、步骤，使其放松配合治疗。掌握如何根据压力变化来调整排便动作，学习如何放松盆底肌，需经反复训练建立条件反射来实现。

便秘与吸烟和饮酒是否有关？

吸烟对人体的影响是多方面的，无论主动或被动吸烟者均受到不同程度的危害。其对呼吸、循环、内分泌等系统的危害将会导致多种疾病。吸烟并非便秘发生的高危因素，但若按性别分析，女性吸烟则会增大患便秘的风险，且这一风险与吸烟量呈正比，这可能与女性内分泌系统较男性更易受刺激因素有关。此外，许多研究发现，在戒烟时会发现便秘症状，但这是暂时的，一般不会转为慢性便秘。

什么情况下会出现便秘与腹泻交替出现？

大便的干或稀与其含水量有关。食物进入人体后，经过消化系统的消化作用，养分被机体吸收利用，剩余的残渣和废物在肠道形成粪便。在粪便形成过程中，如果肠道蠕动快，粪便移动迅速，粪便中的水分被小肠、大肠吸收较少，粪便就会比较稀薄，形成腹泻。相反，如果由于各种原因造成肠道蠕动迟缓，粪便移动缓慢，粪便中的水分被小肠、大肠吸收较多，粪便就会变得干硬形成便秘。因此，肠易激综合征、肠结核、自主神经功能紊乱等患者，若出现肠道运动失常时，肠道运动不规律，肠蠕动加快时出现腹泻而肠蠕动减慢时又出现便秘。总之，有时便秘有时腹泻，或便秘与腹泻交替出现，是肠运动功能紊乱的表现。

便秘与肥胖有关吗？如果有，原因有哪些？

肥胖与便秘均是目前发病率较高的疾病，关于肥胖与胃肠道动力方面的研究已经有不少报道，大多数研究集中在肥胖能够增加胃食管反流病发病率，导致食道动力不足，增加胃排空率，延迟结肠传输时间等，肥胖患者最常见的伴随症状就是便秘。目前西医主要运用减肥药和泻药，治疗肥胖合并便秘，减肥药靶点明确但副作用大，泻药起效快，但经过一段时间后，因肠道敏感度下降，反而加重便秘程度。

诸多研究发现肥胖可能是导致便秘的原因之一，临床上肥胖症常合并便秘，且以顽固性便秘为多，便秘与肥胖互为因果，严重影响患者的生活质量。这可能从以下几方面解释：肥胖患者活动减少，易促成肠管蠕动缓慢，肠系膜上大量脂肪沉积，亦可使肠管蠕动能力减弱

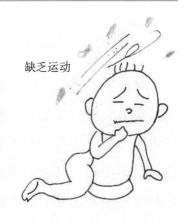

缺乏运动

或缓慢，从而使肠内粪便难于排泄，滞留于肠内的粪便水分易被肠壁重吸收，从而导致其越发干燥，难以排出；肥胖者多喜荤食，而谷类、蔬菜、水果吃得少，造成膳食纤维和维生素等摄入不足，缺乏不溶性纤维素对肠管蠕动的刺激；肥胖者腹壁，胸壁脂肪堆积，导致腹壁过厚，影响了腹肌的收缩力；盆腔内脂肪堆积，导致腹壁过厚，影响了腹肌的收缩力；盆腔内脂肪堆聚，盆腔肌肉的收缩功能亦受限。这些均可导致排便动力不足。

综上所述，肥胖可能是便秘发生的原因之一，这与年龄大小、教育背景、饮食习惯、生活方式、身体及精神创伤、家庭成员的便秘与否因素均可能有关。

为什么人到了更年期会容易发生便秘呢？

人的更年期一般是指由中年向老年过渡阶段，一般男性50~60岁；女性45~55岁绝经前后这段时间。这期间男女生理上最显著的变化是性腺内分泌功能衰退，由此而出现一系列临床病症，便秘就是一种更年期常见病症。

更年期综合征患者发生便秘的原因，主要是由于植物神经功能紊乱，特别是交感神经兴奋，抑制胃肠运动，致肠蠕动缓慢所致。另外，由于精神心理变化而出现忧愁、思虑、抑郁、失眠，影响食欲致饮食过少，造成肠内容积小难以达到引起肠蠕动的刺激量而引起便秘。

长期便秘的患者如不及时治疗其危害有哪些?

●常引起的肛门部的疾病有：肛裂、痔疮、脱肛、直肠炎等。

●造成胃肠功能严重紊乱：便秘时因粪便在腹内积存、大便干硬排便费力，而引发痔疮、肛裂、直肠脱垂等肛门疾病，使患者在主观上排斥诊治、恐惧排便，从而加重便秘，形成恶性循环；粪便在人体内过多过久积存是导致患者食欲下降、腹胀、腹痛、排气不畅等现象的原因，严重影响患者的生活质量。

●诱发心脑血管意外：对于伴有心脑血管疾病的人群及老年人，因便秘导致的腹部不适、排便用力，以及滥用泻药引发的腹泻等均有可能导致心脑血管意外地发生。

●影响美容：面部粉刺、面色灰暗、皮肤粗糙。

●肠道内有毒有害物质的过度吸收：粪便不能及时从体内排出还可导致肠道对粪便内的有毒有害物质的过度吸收，严重影响人体的新陈代谢，加重肝脏的负荷，加速人体的衰老，记忆力下降，诱发肝性脑病、老年痴呆等疾病，严重时可导致急性中毒。

●增加结肠癌的发病风险：粪便在肠道内积存同时也增加了肠道内致癌物质的含量，并延长了其作用的时间，研究表明便秘患者患结肠癌的风险是无便秘人群的4倍。

●形成肠溃疡：干硬的便块长期压迫肠腔，形成肠道溃疡，严重者可引起肠穿孔。

●影响泌尿生殖系统、内分泌失调、痛经、尿路感染等。

肛门失禁是怎么样的一种病?

肛门失禁是指对排便不同程度地失去自控能力的疾患，分为功能性肛门失禁和器质性肛门失禁。

先天性肛门闭锁是怎样的一种病？

先天性肛门闭锁，尾肠或原始肛道发育不全，肛膜未破裂，则形成肛门闭锁。

肛门直肠狭窄原因有哪些？

●先天性缺陷。
●伤害性：化学伤、烧烫伤、外伤。
●医源性：内痔注射治疗、痔手术切除过多的肛管皮肤、高位肛瘘手术、直肠吻合术。
●炎性：直肠炎、肛裂。
●肿瘤。

直肠前突是怎样的一种病？

直肠前突即直肠前壁突出，亦称直肠前膨出，是后盆底松弛性疾病，为出口梗阻型便秘原因之一。本病多见于中老年女性，据统计，在中老年女性中发病率为75%~81%，但有一部分患者临床症状并不明显。排便困难是直肠前突的主要症状，用力排便时腹压增高，便块在压力的作用下冲向前突内，停止用力后便块又被挤回直肠，造成排便困难。由于便块积存在直肠内，患者即感下坠，排便不尽而用力，结果腹压进而增加，使已松弛的直肠阴道隔承受更大的压力，从而加深前突，如此形成恶性循环，排便困难越来越重。少数患者须在肛周、阴道内加压协助排便，甚至将手指伸入直肠内挖出便块。部分患者有便血及肛管疼痛。

对于直肠前突的病因，目前医学上主要有以下见解：
●直肠前突系排便时直肠前壁过度突入阴道的一种病理状态。正常排便时，腹压升高，盆底肌松弛，肛管直肠角度变钝，盆底呈漏斗状，肛管成为最低点。粪便在排便压驱动下排出，由于骶曲的影响，下行便块的垂直分力为排便动力，而水平分力则作用于直肠前壁使向前突出。在男性，由于前方坚实，直肠不易前突；而女性则由于前方较空虚，该水平分力则作用于直肠前壁使其向前突出。直肠阴道隔中有腹会阴筋膜通过，并有在中线交织的提肛肌纤维，两者可大大加强直肠阴道隔的强度，以抵抗上述水平分力，使直肠前壁在排便时不致过度前突而改变便块运动的方向。

●分娩、发育不良、筋膜退变及长期腹压增高均可使盆底受损而松弛。尤其是分娩时，可使肛提肌裂隙中的交织纤维撕裂，腹会阴筋膜极度伸展或撕裂，从而损伤直肠阴道隔的强度，影响其抵抗排便的水平分力而逐渐向前突出。患者多在产后发病，提示本病发生与经阴道生产有关；本病多发生于中老年，提示可能与结缔组织的退变有关。

得了直肠前突应该多食粗粮主食或富含食物纤维的水果蔬菜；多饮水，每日总量达2000～3000毫升；多活动，促进肠道蠕动。目前直肠指诊及排便造影等是诊断直肠前突的主要检查方法。保守治疗及3个月正规非手术疗效治疗症状无好转、疗效不明显者可考虑手术治疗。

直肠前突的临床表现是什么？

●排便不尽。

●排便时肛门有持续性压力下降感。

●会阴部有下坠感。

●排便大多数需灌肠。

●需在肛门周围升压才能排便或需用手伸入阴道内向后压才能排便。

●肛门部有陷窝或疝的感觉，部分患者有便血及肛门疼痛症状。

什么是会阴下降综合征？

会阴下降综合征是一种盆底肌肉失调性疾病，由于各种原因导致盆底肌肉变性，功能障碍，患者在安静状态下会阴位置较低，或在用力排便时，会阴下降程度超过正常范围，而临床上的表现为出口梗阻型便秘或大便失禁。本病常作为直肠内套叠，直肠脱垂的伴随病变出现。放射学诊断标准：在正常时，上端肛管恰在耻骨联合与尾骨连线处，在排便时肛管不低于该线2厘米；若低于2厘米，即为会阴下降。

直肠内套叠是怎样的一种病？

直肠黏膜内套叠是指在排便过程中近侧直肠全层或单纯黏膜折入远侧肠腔或肛管内，不超过外缘者，又称直肠黏膜内脱垂，隐性直肠脱垂等。本病是出口梗阻型便秘的常见类型之一，多发生在直肠远端，部分患者可累及直肠中段，又称不完全直肠脱垂，隐性直肠脱垂，直肠内脱垂，黏膜脱垂，由于多发生在直肠远端，故又称远端直肠内套叠。

直肠内套叠的临床表现有哪些？

●本病多见于中年人，女性多于男性。

●主要症状为直肠排空困难，排便不全及肛门阻塞感，用力越大阻塞感越重，合并肠疝者更重。

●患者常将手指或栓剂插入肛门协助排便，因插入的手指或栓剂不自觉地将下垂的直肠黏膜推回；排便时耻区或骶尾部有局限性压痛，偶有血便及黏液便，排尿异常。

●有的患者有精神症状。

●晚期阴部神经损伤，可有不同程度的大便失禁。

盆底痉挛综合征是怎么样的一种病？

是指用力排便（力排，下同）时，盆底肌肉收缩而不松弛的功能性疾病，其主要症状是排便不规则，便次少，排便困难、不适和疼痛。1964年，Wasserman（沃瑟曼）描述了4例肛门直肠功能障碍伴耻骨直肠肌痉挛性肥厚的病例。1985年Kujjpers（库珀斯）等学者认为在其他可引起结肠出口梗阻的原因如肛裂、短节段巨结肠和肛门狭窄等以后，力排时盆底肌呈持续收缩状态，即是真的盆底肌群功能紊乱，并建议定名为盆底痉挛综合征。

盆底肌痉挛综合征怎么治疗？

盆底功能障碍的治疗分为手术治疗和非手术治疗。

非手术治疗主要有盆底肌锻炼，生物反馈疗法及电刺激疗法，可以使受损伤的肌肉、神经得到真正的纠正，具有长期疗效。在欧美等发达国家和地区，已经普及了盆底肌肉评估、生物反馈训练和电刺激治疗，对产后42天的女性常规进行盆底肌肉训练，从而大大地减少了盆腔器官脱垂以及尿失禁等盆底功能障碍性疾病的发生。同时，唤醒盆底的神经及肌肉，使阴道更好地恢复到紧缩状态，从而提高性生活的质量、快感及高潮。

盆底评估与生物反馈训练疗法是通过引导表面肌电图和引导尿道收缩压的测定，反馈显示为肌电图或压力曲线，通过影响显示及声音提示，使患者更清楚、更直观地了解自身盆底肌功能状态，并参与到治疗当中。结合个体化电刺激治疗，可唤醒、激活盆底肌，加快产后阴道及盆底肌张力和弹性的恢复，对预防和治疗产后阴道脱垂及松弛、尿失禁等盆底障碍性疾病有不错的效果。

"盆底防治"不仅仅是盆底评估与生物反馈技术，患有压力性尿失禁的肥胖女性，可减少体重5%~10%，尿失禁的次数将减少50%以上。

耻骨直肠肌痉挛是什么样的一种病？

耻骨直肠肌综合征主要是耻骨直肠肌的痉挛性肥大，致排便时耻骨直肠肌异常/反常收缩或不能松弛，肛直角不能变大，肛管不能开放，粪便难以排出。

盆底肌痉挛综合征有何症状？

主要症状为缓慢，进行性加重的排便困难。排便需过度用力，常大声呻吟，大汗淋漓，排便时间增长，每次需0.5~1小时，排便需灌肠或服用泻药，且泻药用量逐渐增大，便次频繁，有排便不畅感，排便前后常有肛门及骶骨后疼痛，或直肠下段重压感。

盆底失弛缓综合征是什么病？

盆底失弛缓综合征是指患者排便时，盆底横纹肌反射性弛缓功能失常，导致外括约肌及耻骨直肠肌等反常收缩，粪便不能顺畅排出体外的一种病症，是由于支配盆底横纹肌的神经反射异常而引起的一组症候群，包括耻骨直肠肌综合征和盆底痉挛综合征。其临床特征，排便时盆底肌不松弛甚至反常收缩，从而阻塞盆底出口，引起排便困难。

什么是肛门直肠神经官能症？

肛门直肠神经官能症是一种顽固性，长期性，难治性的疾病。它是由自主神经功能紊乱，直肠功能失调而产生的一种综合征，临床上女性多于男性。本病多因慢性疾病久治不愈或治疗不当，导致患者长期紧张思虑过度，精神受刺激引起。无相当的阳性体征，实验室检查亦为阴性。国外研究表明，肛管直肠生理检查（包括肛管测压，直肠耐受容易和顺应性，直肠肛管反射，阴部神经运动终极潜伏期和直肠内黏性液体排空），肛管直肠腔内超声和括约肌活检并不能提示任何特征性发现。因此，治疗从本质上讲是实验性的。

什么是功能性肛门直肠痛？

功能性肛门直肠痛是一组发生在肛门和直肠的非器质性多发病，以疼痛和坠胀不适为主，可伴里急后重，便意频数等，易反复发作，严重影响患者的生活质量。目前病因、发病机制不明，临床无特定的治疗措施，只能进行探索性的对症处理。按照疼痛特点不同，功能性肛门直肠痛分慢性肛门直肠痛和痉挛性肛门直肠痛两种类型。

什么是痉挛性肛门直肠痛？

痉挛性肛门直肠痛是发生在肛门直肠区域内短暂的，反复发作的一过性疼痛，疼痛持续时间仅仅为几秒，通常能够自行缓解，不遗留任何症状直到下次发生。疼痛常常无规律地突然出现在白天或者晚上，在夜间患者会被疼醒。该病在一般人群中患病率为2%~8%，好发于女性。

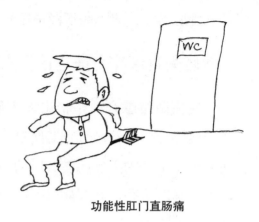

功能性肛门直肠痛

痉挛性肛门直肠痛有哪些表现？

痉挛性肛门直肠痛发作时具有下列特征：疼痛在白天或者夜晚突然发生，发作时间及两次发生间隙无规律，疼痛症状可以自行迅速减轻并且消失，无不良后果；直肠疼痛部位较固定，疼痛程度很重，有些患者在发作时因剧痛而至昏厥，疼痛持续时间很短，多数患者仅持续很短几分钟，这种疼痛非常不适，经常描述为"啃咬感""酸痛感""绞痛感"等。

什么是肛门术后慢性疼痛综合征？

肛门术后慢性疼痛综合征是指在找不到肛门部位的可能原因引起的前提下，发生在肛门手术后至少持续1个月以上的疼痛。由于肛肠手术可能加重原来已经存在的疼痛性疾病，如肛裂、肛窦炎、直肠肛门慢性感染等，因此，要排除与术后持续性疼痛相关的术前疾病。临床医生的观点倾向于肛门术后持续性疼痛不完全是肛肠手术的并发症，而是一个具有独立性和临床特征的疾病。

肛门术后慢性疼痛综合征的诊断标准？

肛门术后慢性疼痛综合征临床诊断标准：肛门手术创伤引起的疼痛（需排除术前疾病如痔、肛瘘、肛裂、肛窦炎、炎性肠病、肛周脓肿、肿瘤等）；术后持续疼痛至少1个月以上（肛门术后持续性疼痛具有肛门部位慢性神经病理疼痛的特征）；这种疼痛往往病因不明或者必须排除引起疼痛的其他原因（如直肠肛门恶性肿瘤或直肠肛门慢性感染等，肿瘤的放疗或浸润常延缓疼痛的发生）。

常吃六种食物，跟肠道废物说再见，为什么这么说？

人们的饮食总是荤多素少，对身体造成很大的负担。要想排清肠道内的各种毒素，可以多吃这六类食物。

●西兰花：西兰花中含有一种植物化学物质——异硫氰酸酯，有助于清除肠道垃圾，而且能抗癌。为了最大化地保留营养，烹饪西兰花时最好选择清炒，或焯一下凉拌。

●洋葱：肠道中益生菌和致病菌共存，当致病菌打败益生菌时，肠道菌群的平衡就被打破，可能导致便秘、腹泻等多种问题。为了给肠道内的益生菌补充养分，刺激其增长，要多吃富含低聚糖的食物，洋葱就是很好的选择。生吃洋葱保健效果最好，可以凉拌或加入沙拉中，吃牛羊肉等味重油腻的食物时，搭配生洋葱能解油腻。

●大蒜：大蒜中含有的大蒜素，是一种强大的抗菌物质，能活化细胞，加快肠胃蠕动，促进新陈代谢，缓解疲劳。为了保证大蒜的保健功能，最好遵循"吃生不吃熟，吃碎不吃整"的原则，用生蒜拌凉菜、调制蒜泥等都是更为健康的吃法。

●豆类：豆类中含有大量非水溶性膳食纤维，能够减少食物在肠道内的停留时间，预防便秘，降低结肠癌风险。黄豆、黑豆等豆类中含有丰富的卵磷脂，它是分解油脂的"高手"，能促进脂肪代谢。

●菌藻类食物：海带、黑木耳等含有大量植物胶原成分，能有效促进体内废物排出，减少便秘，清洁肠道，是人体新陈代谢的好帮手。海带不论煮汤、炒或凉拌，味道都不错，烹调时放几滴醋，不但可以调味，还有利于钙的吸收。

●全谷物食物：燕麦、糙米等全谷物食物含有丰富的水溶性膳食纤维，能够有效降低胆固醇、清洁肠胃、调节血糖，还能帮助肠道代谢一些致癌物质。蒸米饭时可以加点糙米，煮大米粥、打豆浆时加一把燕麦，既能让营养升级，口感也更好。

肛肠病术后吃猪蹄有没有科学道理？

得了肛肠疾病的患者，手术后常常会问医生吃猪蹄伤口长得快是不是真的，答案是肯定的。痔疮术后存在多少不等的手术瘢痕，瘢痕的弹性较差，术后肛门的弹性必然比原来差，容易造成肛门狭窄、医源性肛裂等。因此，尽早地食用一些软化瘢痕的食物有辅助治疗作用。可以食用有抗氧化作用的、含维生素E丰富的食物，如大豆、玉米、洋葱、草莓，还有坚果类的花生、芝麻、核桃仁等。多吃一些含胶原蛋白丰富的食物也可增加皮肤弹性，如猪蹄、猪皮、猪骨、鸡爪等。

从猪蹄的营养价值上分析，每100克猪蹄中含蛋白质15.8克、脂肪26.3克、糖类1.7克。还含有维生素A、维生素B、维生素C及钙、磷、铁等营养物质。特别是其中的蛋白质水解后产生的胱氨酸等十多种氨基酸含量可与熊掌相媲美。猪蹄中含有丰富的胶原蛋白，被人体吸收后，能促进皮肤细胞吸收和储存水分，防止皮肤干涩起皱，使面部皮肤显得丰润光泽。经常食用可加速新陈代谢，促进伤口愈合。

肛肠病术后可以吃海鲜吗？

民间通常习惯将鱼、虾、海参等海产品定义为"发物"，认为术后不吃为佳，这是不科学的。现代医学尚未有定论。可因人而异，因病而异。

但肛肠病发作期，还是注意点好，尽量不吃，海鲜味道鲜美，含有丰富的蛋白质，可促进伤口的愈合，深受很多人的喜爱，而且有些海鲜还对身体有着很大的益处。因此，肛肠病术后可以吃海鲜，对伤口没有影响。如海鲜过敏的人就建议术后不吃，无过敏的人则无须顾忌。

如何自我调理胃肠功能？

腹泻、腹胀和吸收不良交替出现，严重时可以出现腹胀伴有隐痛，排气后或处于温暖环境时疼痛可能减轻，一遇寒冷就加重。这些都是胃肠功能紊乱的常见表现。那么，得了胃肠功能紊乱要如何自我调理呢？

●注意保暖：由于机体内植物神经功能异常，应变能力差，所以要尽量避免突然接触冷空气，大量喝冷饮和吃凉拌菜，导致胃肠蠕动加快，出现疼痛和腹泻。

●调整食谱：应该尽量少吃使胃肠胀气、排气增多的食物，如牛奶、豆类、小麦、土豆和玉米等淀粉样食物，因为这些食物只能部分被人体吸收，大部分要靠大肠内部的细菌代谢分解，从而使产气增多。炒菜烹调时可以适当加入姜、蒜、胡椒等调味品，可以使排气减少。

●稳定情绪，劳逸适度，这一点非常重要，因为情绪紧张可以直接加快胃肠道的蠕动导致腹泻。

●加强锻炼：每天早晚在空腹时按摩腹部。左手在上，顺时针转，右手在下，以肚脐眼为中心逆时针转着按摩；每次50次。这样的按摩可以改善胃肠道的运动和血液循环。

●定时用餐：吃饭宜定时定量，少食多餐，餐与餐之间，不要间隔太短或太久的时间才进食。每一顿都不宜吃得过饱，尤其是午饭和晚饭。

●注意生活规律，保证充足睡眠；多做室外运动，强健的体质才是健康的基础。

●细嚼慢咽：以减轻胃肠负担。对食物充分咀嚼次数愈多，随之分泌的唾液也愈多，对胃黏膜有保护作用。

●避免刺激：吸烟会使胃部血管收缩，影响胃壁细胞的血液供应，使胃黏膜抵抗力降低而诱发胃病。应少饮酒，少吃辣椒、胡椒等辛辣食物。生冷和刺激性强的食物对消化道黏膜具有较强的刺激作用。

●少吃油炸食物：因为这类食物不容易消化，会加重消化道负担，多吃会引起消化不良，还会使血脂增高，对健康不利；少吃粗纤维的食物（韭菜、韭黄、洋葱、芥菜、豆类、蛋类、奶类、红肉类），否则易产生胃酸分泌。

●保持良好心情：精神愉快，心平气和，有利于胃肠疾病的恢复。

胃肠功能紊乱平时的调理既简单可行并且效果很好，所以一定要重视，另外有的时候只靠调理是不能完全治好胃肠功能紊乱的，还需更为专业的治疗，不良的情绪及精神因素是胃肠功能紊乱的主要诱因，这点一定要注意。

偏爱零食的"吃货"们要注意：零食零吃，不能代替正餐。零食应以水果、坚果等为主。炸薯片等零食热量较多，应少吃或不吃。此外，除了注意饮食外，还应经常活动，不能久坐。

肛门疾病术后排尿不畅怎么办？

许多肛门疾病手术患者术后当天会出现不同程度的排尿障碍，主要是由于手术刺激、麻醉未完全恢复、肛门内填塞物压迫、精神紧张、卧床排尿不习惯、术前有前列腺病变等原因导致的。刺激解除后，一般可以自行缓解。

手术后4~6小时或更长一点时间发生排尿困难，这多半是麻醉的缘故。因为痔疮手术时，麻醉才能使手术局部及其周围组织不致产生痛觉。膀胱、尿道是肛门的邻居，支配它们的神经也受到麻醉药的作用。因此在麻醉作用尚未解除时，会出现一过性的排尿困难。随着麻醉药逐渐失效，排尿功能就会逐渐恢复正常。

非麻醉原因所致主要是肛门周围的肌肉受到手术的刺激，加上疼痛和排便的刺激，会引起这些括约肌的神经与支配膀胱、尿道括约肌的神经产生联系。因此当肛门括约肌痉挛收缩时，尿道和膀胱的括约肌也发生痉挛性收缩，结果也可造成排尿困难。

手术后出现排尿不畅怎么办？可以在小腹部冷热交替刺激；打开水龙头诱导排尿；松解压迫敷料；针灸；口服药物等，对于有前列腺肥大或尿道狭窄病史者术前应先进行相关治疗。若上述方法无效则考虑导尿。患者需要注意的是，放松心情、安定情绪、增强信心、消除恐惧心理，争取顺利排尿。

为什么肛肠患者术后肛门常有分泌物？

术后肛门分泌物是一种常见现象，在术后不同阶段肛门分泌物的成因和处理方法截然不同。

第一阶段为伤口恢复期。此阶段处于术后不久，创面正处在增生修复状态，代谢活跃，分泌物较多，甚至可有一定的出血；如创面发生感染，有残留支管或空腔形成，可伴有脓性分泌物，味臭，并有肿胀疼痛等不适症状；如创面大，部位深，肛管皮肤缺损严重，可伴有肛门直肠内分泌物，甚至便水外溢。此时应该及时清洗，重新换药，避免伤口感染和引起肛周皮疹的发生。随着创面的修复和感染的控制，伤口逐渐缩小，分泌物会明显减少。

第二阶段为伤口愈合期。此阶段手术创面已愈合，由于手术造成组织缺损，术后瘢痕形成，影响了肛门括约肌的功能，致肛门直肠内有少量的分泌物外溢；如术中仅切除部分隐窝，而创缘两侧又未做结扎处理，可导致肛腺开放，伴有不同程度的分泌物；如年老体弱或肛门松弛无力者，也常可有肛门分泌物。此阶段应该注意：加强提肛锻炼，每日2~3次，每次10~15分钟，这可加速瘢痕软化，有利于肛门功能的恢复；适度扩肛，缓解肛门括约肌痉挛，促进血液循环，减少瘢痕挛缩；加强坐浴，熏洗和物理治疗；营养支持，增强体质。

肛肠病术后为什么既要防便秘又要防腹泻？

肛门对健康的意义，在一定意义上讲，并不亚于口腔，但通常人们对肛门卫生注意不够，因此，肛门疾病非常普遍。直肠是人体粪便排泄的主要途径，肛肠病有100多种，具体病症其手术方法也多种多样，患者术后因肛门直肠部位都有不同大小及深浅的伤口或缝合口，创面需要一个相对清洁的环境，使伤口感染机会大大降低。所以，肛门病患者术后大便以后，一般需即刻清洗并换药处理，以利于减少感染，促进创面愈合。

若术后患者出现腹泻，每日大便3~4次，甚至5~6次，那么伤口感染机会则明显增加，即使有条件换药，也会由于换药时对伤口有一定的刺激，造成不同程度的痛苦，更由于腹泻对伤口过多的刺激，使上皮组织增生，创面的修复受到影响，伤口愈合周期势必延长。

此外，腹泻还将造成体质下降，一旦出现腹泻，则应在医生的指导和帮助下，采取积极的治疗措施。

肛肠疾病术后便秘会造成手术切口的感染及延迟愈合，可直接加重肛门直肠疾患，建议适当食用新鲜蔬菜、水果等含粗纤维较多的食物，每天清晨一杯温开水，非糖尿病患者可以适量加入蜂蜜。经常性便秘的患者，可在医生指导下适当服些润肠药物。

肛门疾病术后换药很重要吗？

有些患者朋友认为，肛门疾病做了手术就万事大吉了，其实不然。手术后的换药直接关系到手术后切口的愈合，是医生观察切口愈合情况，及时发现问题、解决问题的关键，同时也是医患进行沟通的重要方式。

肛门位置特殊，容易受到肛门两侧臀部肌肉挤压，暴露不佳。每天排便使此处容易受到污染与刺激，增加了创面引流不畅，导致肉芽增生、水肿、出血、延迟愈合甚至感染等不良后果，不通过日常换药难以正常愈合。尤其肛瘘及肛周脓肿手术，没有正规的换药可能导致切口假性愈合，感染，脓肿再发等后果。同时内外痔结扎线、肛瘘挂线是否脱落等，需要在换药时给予适当的处理。因而，肛门病术后换药同样是一种重要的治疗手段。

肛门病术后换药也并不是越频繁越好。一般选择每天早晨排空大便，清洗肛门后进行换药，每日换药1~2次，术后早期因为创面分泌物较多，可以及时更换潮湿的敷料，换以消毒干爽的脱脂棉或纱布。后期分泌物减少，肉芽组织增生较快，不必频繁换药，也不会影响创面的愈合，相反可以减少对创面的刺激，防止损伤新鲜肉芽组织。

所以，规律排便，保持清洁，及时换药。

温水坐浴的好处有哪些?

痔疮为临床常见病、多发病，发病较急，局部症状明显，常给患者造成较大痛苦。在肛肠病术前术后配合中药温水熏洗坐浴，会取到较好的效果。

首先，清洁卫生。粪便中有很多细菌，肛周很容易受到感染，引发肛周汗腺、皮脂腺感染，而生疮疖、脓肿，应时常保持肛周的清洁。

其次，温水坐浴促进血液循环。坐浴20~30分钟，水温恒定在40℃左右，避免烫伤，不仅能够促进血液循环，还能避免肛周炎症的侵袭。再者，对于手术后的痔疮患者，热水坐浴可达到缓解疼痛，加速伤口愈合的功效。

最后，孕期的女性活动量少，肠胃功能减弱，粪便停留于腹腔，大便干燥而引起痔疮。因此怀孕期间应合理增多活动。保持大便畅通，每次大便后用温水熏洗肛门，改善肛门局部血液循环，预防痔疮。

温水坐浴是辅助治疗疾病的一种手段，切记不可盲目过度依赖温水坐浴甚至认为温水坐浴可以完全治愈疾病，必要时需要听取医生的建议。

肛门部的卫生该如何注意?

无论是正常人还是患有痔疮的患者、做过肛门病手术的患者都应做好肛门部的卫生。由于讲究卫生方法的差异,也给自身的健康带来了不同后果。许多人有每天清洁前后阴的良好习惯,但多数人只是使用一般的脸盆来清洁前后阴,需要注意的是洁阴用的盆应当专用,千万不要用脚盆或他人清洁下部的盆来清洗。在临床工作中,经常可以见到因使用脚盆而导致肛门湿疹,霉菌感染,甚至患了淋病的患者。

洗洁后的前后阴,不单是干净,还要保持局部干爽,千万不要用已脏的内裤、袜子或非专用毛巾等擦干,以免造成二次污染。清洁前后阴的水温应保持在37℃左右,以手背试之不烫即可。

有的人喜欢在洗洁肛门时加入一些食盐或花椒等,其实意义不大,往往还可能会带来不必要的麻烦。也有人会采用PP粉(高锰酸钾)坐浴清洗,但因浓度掌握不好,需要在医生指导下使用,以避免浓度过大,烧伤皮肤。

对于肛周患有湿疹、霉菌病等皮肤病的患者可用中药外洗,会有好的疗效。患有淋病等性传播疾病的患者禁止洗洁患处,以免传播。

练习提肛好处有哪些?

肛门的收缩与扩张是肛门的正常生理功能,在神经系统的支配下,由内外括约肌、肛提肌等肌肉协调共同完成。健康人肛门收缩有力,扩张有度,既可以使较粗干燥的大便排出,又可使肛门紧闭避免大便外溢。肛门病术后由于肛门皮肤及括约肌出现不同程度的损伤,可出现肛门下坠甚至不易控制稀便及排气等情况。另外,术后由于疼痛、肛门收缩、括约肌痉挛,创面的引流受到不同程度的影响,这些因素均不利于创面的修复。

提肛是一种简便实用的肛门功能锻炼方法,具有预防和治疗肛门疾病的多重作用,受到国内外专家学者的提倡与青睐。可以采用站、坐、卧等各种姿势，用意念将肛门上提，做肛门上收的动作，自然呼吸或吸气时提肛缩腹，呼气时将肛门放下。一提一放为1次，每遍20~30次，每日2~3遍。

临床上主张早期进行肛门功能锻炼，一般可在术后第三天起开始进行，逐渐增加锻炼的幅度，延长锻炼的时间。提肛锻炼能改善局部血液循环、避免和预防组织水肿、减少痔静脉的瘀血和扩张、增强肛门括约肌功能、促进创面引流。即便痊愈以后，每天坚持提肛锻炼，可以减少直肠疾病的复发。

为什么初春时节要保养肠道？

初春时节，经过前一年一个冬季的潜伏和春节期间的积累，我们体内积存下来的废物蠢蠢欲动，蓄势待发。此时应如何清理肠道，治理肠道拥堵呢？

●多吃富含粗纤维的蔬菜。如芹菜、韭菜、菠菜等。粗纤维可刺激肠壁使肠蠕动加快。

●多饮水及果汁软化大便。每天早晨起床之后，喝一杯淡蜂蜜水，这样可以给身体补充水分又滋润肠胃，预防便秘。然后再喝杯白开水，继续冲洗肠胃。每天至少要喝8~10杯绿茶，并坚持每晚睡前、夜半醒时喝杯白开水。

●炒菜时，适量加入烹调油可起到润滑肠道的功效。其中的脂肪酸兼有促进肠蠕动的功能从而使肠道润滑，畅通无阻。

●多食富含维生素B的食物。如粗粮、酵母、豆类、洋葱头、萝卜等。

●各类干豆。肠道内的正常细菌可使其发酵、产气，促进肠蠕动。

●多吃润肠通便的食物。如银耳、香蕉。便秘者应忌酒，喝浓茶，喝咖啡，忌吃辣椒等刺激食物。

●揉腹可通和上下，分理阴阳，去旧生新，充实五脏，驱外感之诸邪，清内生之百症。每日早晚各做1次腹式呼吸，时间为15分钟，使小腹、腰背部有发热感觉，这有助于更加彻底排除体内糟粕。

如何保持大便畅通无阻？

中医认为，人体健康的根本在于气机升降正常，而大便通畅是维持气机升降正常的重要因素之一。便秘带来腹部不适，消化不良，食欲减退，甚至精神情绪不安；也可导致痔疮、肛裂及肠道肿瘤等疾病；心脑血管患者，血压偏高，血管硬化弹性减退，可能因如厕努挣而诱发心肌梗死、脑血管意外，甚至猝死。那么，如何才能保持大便通畅呢？

●适当增加运动：大便需要阳气推动才能排出体外，而运动可增加阳气。运动时要注意运动量的把握和运动方式的选择。每天应当保证40分钟到1小时的活动时间；运动量应从小至大逐渐增加，以每次活动能达到全身发热，似要汗出而未汗出的程度最好。运动方式可因个人爱好而不同，但应注意活动下肢，以饭后散步和游泳最佳。

●腹部按摩：腹部按摩坐姿，以左手叉腰（拇指在前，四指在后），右手从胃部开始向左下方擦揉，经小腹、右腹还原于胃部为一次，共按摩36次。然后，以右手叉腰，左手按摩36次，方法同上，方向相反。也可取仰卧式按摩（一手不需叉腰）。按摩时自然放松，轻重适度，过饱、过饥、极度疲乏或情绪不稳定时都不宜进行按摩。长期坚持腹部按摩，可增强胃的消化功能，促进肠蠕动，防止便秘的发生。偏热不利于便秘患者，应加以注意。

●调整饮食结构：应注意饮食荤素搭配，精粮与粗粮搭配。食物过精时纤维素较少，导致残渣较少，粪便量形成不足，肠管内压力不够，而易发生便秘。易便秘者可多食用含油脂、纤维素、淀粉较多的、性偏凉的食物和水果等。含油脂较多的食物有核桃仁、黑芝麻、蜂蜜、麻油等，含纤维素较多的食物有韭菜、木耳、青菜等，含淀粉较多的食物有山芋、土豆、山药等。水果中香蕉、梨、甘蔗、荸荠等有利于防止便秘。

"叛变"的肠道菌群是什么情况?

大家都知道:人体正常细胞由于一些原因变坏了、叛变了可能会变成癌细胞。其实人体里面还有一些细菌,一旦"叛变",也会带来严重的后果,甚至出现危急的致命情况。

大家猜猜在人体内会有多少细菌呢?

答案是1000多种。成人肠道里的细菌重量约有1千克,人体中细菌数量是细胞的10倍。这么多细菌我们按对人体的作用简单分为三类:有益菌、有害菌、中性菌。其中中性菌最多,比如大肠杆菌。益生菌较少,比如双歧菌、乳酸菌。人体健康时,三类细菌可以保持平衡,一旦人体受外界干扰或环境变化,菌群可能会发生紊乱,有害的占据上风,本来无害的细菌跟着"学坏",人就会生病。肠道菌群的平衡很大程度上关系着人体的健康。

从婴儿出生进食开始,大肠埃希菌就进入消化道定植了。它也叫条件致病菌,在肠道内是无害的,但是出现在肠道以外的地方就是有害的,就会致病。这也就是为什么大肠埃希菌虽然和人体共生,但是卫生检疫部门却要严格控制食品中它的含量。因为它一旦出现在大肠以外的地方,就可能致病或者导致感染的发生。

不健康的饮食习惯可以导致肠道菌群失调。好细菌不仅能起到帮助消化食物的作用,还可以在肠腔表面形成一层有益的细菌屏障,阻挡病原菌的进入。一旦菌群发生紊乱,有益菌数量减少,不能平衡肠道内菌群的关系,本来无害的中性菌群这支"墙头草"的队伍就有"叛变"的可能。肠内局部屏障薄弱,平衡被打破,"叛变"的大肠埃希菌突破屏障来到肠道以外的身体组织,人就会发生感染,甚至造成瘘孔,穿通肠壁到达盆腔,如果食物残渣顺着通道进入腹腔、盆腔,则可造成腹腔和盆腔的炎症,也可造成脓肿。所以患者往往不明原因发热,抗生素效果可能会不明显,严重者甚至危及生命。

菌群紊乱可能造成肠道局部的感染。近年来的研究还表明，肠道菌群失调还可能与一些严重疾病相关。比如：肠道溃疡、炎症、便秘、腹泻、糖尿病、肥胖、癌症等。因此，我们要从根本上着手，早预防，早发现，维护肠内菌群平衡，预防肠道菌群的"叛变"。远离致命肠道感染，维持健康体魄。

引起腹部胀气的疾病有哪些？

腹胀是指胃肠道内有多余的气体，使患者腹部不适。正常人胃肠道内有100～150毫升的气体，分布于胃与结肠部位。当胃肠道存在过量的气体时，即称为腹胀。腹胀常为多种疾病的首发症状，引起腹胀的疾病大致有以下几种：

●胃肠道疾病：长期腹胀是消化不良的症状之一，大多数患者的腹胀是由于消化道功能性紊乱所致，并无器质性病变。但腹胀也常见于慢性胃炎、胃溃疡、胃下垂、胃扩张及幽门梗阻等；肠道疾病如肠结核、痢疾、肠梗阻及习惯性便秘等。腹胀常伴有嗳气、反酸，进食后加重或有腹泻。非溃疡性消化不良引起的腹胀多在餐后加重，同时伴有早饱、嗳气、恶心等症状；肠易激综合征引起的腹胀多伴有腹泻、便秘、黏液便等表现。

●肝、胆与胰腺疾病：如急慢性肝炎、肝硬化、慢性胆囊炎、胆石症及胰腺炎等疾病在病程中都有腹胀的症状，并伴有厌油、黄疸等。

●腹膜疾病：常见于急性腹膜炎、结核性腹膜炎等。

●心血管疾病：常见于心力衰竭、肠系膜动脉硬化症、肠系膜动脉梗塞等。心绞痛和心律失常亦可反射性地引起腹胀。

●急性感染性疾病：如败血症、重症肺炎及伤寒等。

一般的腹胀虽然不是什么大的毛病，但也要密切注意这些疾病早期出现的危险信号。如近期无明显原因的体重骤减或消瘦、贫血或便血、吞咽困难、发烧、黄疸、腹痛、腹部有肿块等，特别是45岁以上的人近期出现腹胀症状者，应提高警惕，尽早去医院诊治。

同时，还应注意饮食，要吃易消化、富有营养的食物，避免进食刺激胃肠道的食物，如芥末、辣椒、生葱、生蒜等。水果和蔬菜也不宜多吃，禁饮各种酒类及清凉饮料，不吃油炸及油腻食物。吃饭时细嚼慢咽，使唾液中淀粉分解酶的作用得以充分发挥，有利于消化吸收。注意补充维生素及无机盐，有助于调整结肠功能。

关于放屁有哪些事儿?

人从生到死，无一例外都要放屁，屁为"五谷杂粮之气"。正常人每天要放屁5～10次，约排出500毫升的"气"。如果超过1200毫升即为放屁过多，医学上称为"矢气过多症"。人为什么会放屁呢? 一是人自身吞下的空气;二是胃肠道内产生的气体;三是由血液渗透而入的气体。这些气体，一部分由血液吸收再经肺排放，其余的就是以放屁的方式从肛门中排出体外。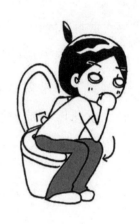

儿童放屁或呃逆不断，并有酸臭味儿，是消化不良的表现，应减少食量;如断断续续放屁，但无臭味，多是胃肠排空后，因饥饿引起的肠蠕动增强造成的，这种情况提示家长，孩子饿了，应及时喂食。多屁多便，常由于孩子多食了蚕豆、豌豆、山芋等食物引起，这时应减少淀粉含量高的食物。

老人屁多，至少可以说明一点:消化功能出了毛病，遇到这种情况，第二天就应减少食量，让消化道有一个休息恢复的过程，如果屁多且经常有臭味，则说明蛋白质饮食吃得多了，肠胃负担太重了，应减少或立即改为素食，以防止发生肠胃疾病。

患有肝脏、胆道、胃肠和胰腺疾病的人，也有屁多的现象，吃了花生或豆类食品容易放屁，俗话说"一个豆，一个屁，十个豆，一出戏"，这是因为其中含有小肠不能消化的特异碳水化合物，在大肠作用后产生氢、甲烷等气体。包心菜、豌豆、菜花、洋葱、南瓜、萝卜都是容易使大肠"生气"的蔬菜，气多放屁则不可避免了。

放屁虽然不雅，但有时却是医生诊断疾病的依据。肠子上下不通气、不放屁，可能得了"肠梗阻""肠套叠"，大人有屁不放，心有胀闷之感。患者手术后6～24小时放屁，放屁了就表示肠道功能恢复，患者可以进食，患者也会感到舒适，如果术后24小时不放屁，就提示肠道不通，肠腔胀气，刀口疼痛难忍。

放屁固然令人生厌，但是憋一肚子气却也不好受，一般若有腹胀的情形，可以用手按摩腹部，以促进肠道蠕动，有助于屁排出而消除气胀的不适感。人们常说"有话快说，有屁快放"，不是无稽之谈。被憋回大肠中的屁就会慢慢地被肠壁所吸收而进入到血液里，对人体有害，因此，奉劝诸位不要憋着，还是痛痛快快把屁放出去为好。

如何调节肠道的"不满"情绪？

肠道就像人体中的"加油站"和"下水道"，人吃进去的食物在肠道中分解，吸收，排出；肠道是"反映全身健康的镜子"，通过疼痛、胀气、腹泻、便秘等表达对您的"不满"情绪。如果你的身体有这样的症状，可能就是肠道对您有意见了。为了避免破坏您与肠道之间的友谊，需要注意以下几点。

●清晨喝水很重要。起床后喝两杯水，不但可以补充夜晚流失的水分，而且可以刺激肠道。少喝含糖饮料，糖水喝得过多会加速肠道老化，所以不要大量饮用碳酸饮料，果汁等。每天上下午各喝两杯水，每天饭后可以喝乳酸菌饮料。

●运动能促进排便，晨练尤为重要。运动需要与饮水相结合，一边补水，一边运动。每天花5~10分钟做肠道运动操。运动可以帮助肠道蠕动，提高排便反射。肠道运动操是可以随时随地进行的，比如平时多用腹式呼吸；爬楼梯时提起脚跟，用脚尖踩地；躺在床上时，做脚踏车运动，这些都能让肠道得到很好的锻炼。

●多吃富含纤维的食物，例如各种蔬菜与水果。它们在肠道中就像洗碗用的钢丝球一样，专门擦除不好的胆固醇，吸收水分使大便易于通过肠道。另外，可在主食中加上一些粗粮，粗中有细，仔细咀嚼，不但在增加口感的同时让饱腹感增强，使便量更加充足，而且其中所含有的膳食纤维可以促进肠蠕动，缩短大便在肠道内的停滞时间，让其顺利排出体外。

●及时排便很重要。经常便秘者诱发癌症的概率比不便秘的人高3倍。因此，晨起或早餐后排便是最科学的。尽可能做到定时排便，即使没有便意也要"例行公事"，以便形成生物钟。

为什么护理肠道人不老？

肠道是人体最大的消化器官，也是人体最大的排毒器官。现今因为学习、生活、工作等各方面的压力，好多人肠胃都不好。特别是那些经常光顾着学习或者经常加班熬夜以及需要经常参加各种酒宴的人尤其严重。俗话说身体就是革命的本钱，肠胃好才能吃嘛嘛香、干嘛嘛顺心。下面介绍几种简单的肠胃保养方法：

●调节肠道菌群，恢复肠道正常的微生态环境，益生菌有着不可或缺的作用，我们可以从日常饮食补充益生菌，帮助维持肠道健康，抑制有害菌的生长。常见的含有益生菌的食物包括了酸奶、奶酪、腐乳等。

●按摩。有些人由于胃肠蠕动比别人慢，所以经常腹胀、便秘、腹泻，鉴于这种情况可以采用中医按摩治疗，帮助刺激肠蠕动，恢复肠动力。

●饮食上也要随之改变，每天早上喝一杯蜂蜜水，补充水分又有利于清理肠道。多吃粗粮，适量多吃一些蔬菜和水果，能刺激肠道蠕动。定时定量少食多餐，避免胃负担过重，少吃油腻、辛辣、过冷食物，少饮浓茶，少吃豆类食品，以免影响消化。米饭最好蒸软一点，多吃面食，不要暴饮暴食。

●还有一点就是要注意个人卫生，防止病从口入，吸烟喝酒的朋友尽量要戒掉或者尽量少吸少喝。不要吃那些腐烂变质的食物，剩菜剩饭尽量不要吃，如果觉得扔掉实在浪费的话，要经过高温加热和消毒。

●保持愉快的心情。这一点是最重要的。一个健康的人不仅是身体的健康，精神也包括在内。精神是战胜疾病最好的武器。

为什么老年人需要肛肠保健？

古人将人体消化食物、吸收营养的肠道称之为谷道，而肛门是此道的末端开口。肛门既是人体重要的器官，又是藏污纳垢、易生疾病之处。痔疮、脱肛、肛裂、肛门失禁、肛周湿疹、肛周脓肿、肛周炎等，都是与肛门有关的病症。老人如果患上此类疾病，常常由于难以启齿，或者是害怕麻烦而不及时诊治，一再拖延，使得病情日渐加重。肛门周围血管神经非常丰富，一旦发生病变，经常会引起剧烈的疼痛，给本来就行动不便的老人增加了就诊的困难，这也是不能及时医治的原因之一。加之老人脏器功能减退，肠道蠕动减缓，使得排便时间延长，容易发生便秘，这些因素常常会造成排便时用力过度，使直肠肛门内部的压力升高，导致肛周静脉丛瘀血，从而加重肛门疾病。因此，肛门保健对老人来说非常重要，一定不可疏漏。

做好肛门保健，就要养成以下一些良好的生活习惯：

●定时排便。排便的时间因人而异，但是以早晨起床后排便为宜。此时人体经过一夜的睡眠休息，各个器官的活动开始活跃起来。加上饮水、进食早餐等活动的刺激，会使得肠道蠕动加快，有利于大便的排出。需要注意的是，在排便时不应该用力过猛，每次也不要蹲厕过久，以避免心脑血管意外的发生。

●清洁肛门。肛门周围不但皱褶多，皮脂腺和汗腺也很多，加上排出的大便内有大量细菌，一旦停留于肛门周围，极易诱发感染。所以每天便后要冲洗清洁肛门，坐浴也是肛门保健的好方法。坐浴水温以40℃为宜，以免烫伤，时间每次不能少于20分钟。此法可以促进肛周血液循环，加速炎症吸收。

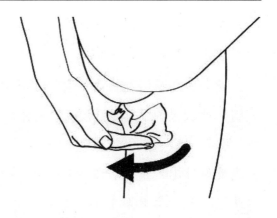

　　肛门体操。每日早晚各做1次提肛操，带动会阴部位的肌肉做一缩一松的运动。每次做30～50下，以促进肛门直肠附近静脉血液回流，可减少肛门疾患的发生。

您的肠道几岁了？

　　俗话说：肠道好，人不老，肠道的健康与我们有很大的关系，也会影响我们的寿命，我们都应该注意一下自己的肠道年龄，那么，您的肠道今年几岁了？

　　所谓"肠道年龄"，主要是指肠道内各种细菌的平衡程度，并以此来预测肠道的老化状态以及现代生活疾病的发病概率，从而评估人的健康状况。其判断标准，就是有益细菌的比例。有益细菌比例越高，肠道年龄就越年轻；反之，肠道年龄越老。研究发现，长寿老人肠道中的双歧杆菌是普通老人的100倍，而普通健康老人又是患病老人的50倍。因此，生物和医学专家认为，肠道的年龄与人体的健康状态密切相关，拥有相对年轻的肠道可大大延缓衰老。

　　或许你觉得，肠道老化就老化，我该吃吃，该喝喝，没什么大不了的影响，那就错了。中医认为"胃主受纳，主腐熟水谷；小肠主受盛化物，主泌别清浊，主液；大肠主传化糟粕，主津"，对胃肠道的生理功能做了生动的概括。胃肠道不仅是消化食物、吸收营养的场所，还有排泄废物的功能。此外，肠道有自主的神经系统，能分泌多种胃肠激素，其中一些胃肠激素还同时存在于脑组织中，即脑—肠肽，这些激素对人体的生理功能和心理状态都有着广泛影响。

肠道功能障碍直接影响食物的消化和吸收，可导致营养不良。肠蠕动减弱，使粪便在大肠的停留时间延长，粪质变硬，可导致排便困难、便秘，引起痔疮、肛裂或使其加重。肠道老化，代谢产生的废物和有毒物质不能及时排出，重新吸收入血，可引起多个脏器损害，如肝功能损伤、免疫功能降低、容易发生感染等。还可影响心脑血管系统，对高血压、心脏病产生不利影响，引起头痛等。对患有高血压、冠心病、脑动脉硬化的患者，用力排便还可能诱发脑血管意外、心脏病发作。便秘、毒素的长期积累，是大肠癌的危险因素。

肠道细菌的种类和数量众多，难以用普通的方法进行检测。如何对"肠道年龄"进行自我评估呢？下面就介绍一个简单易行的调查问卷，看看你符合哪几项，计算一下评分，就可以判断出自己的"肠道年龄"了。

●饮食习惯：①经常不吃早餐；②吃早餐非常迅速；③在非正常进餐时间进餐；④摄入蔬菜较少；⑤喜欢吃肉类；⑥一周中有4天以上去饭店吃饭；⑦喜欢喝软饮料；⑧经常在晚上很晚的时候吃东西；⑨喝酒。

●排便习惯：①排便时常常很费力；②经常有排便不尽感；③排便困难（如便秘）；④大便很硬且呈颗粒状；⑤大便很软或呈水样便；⑥大便呈黑色；⑦大便以及屁有异味；⑧排便不规律；⑨大便在便池中沉底。

●生活状态：①经常吸烟；②面色晦暗，看起来比实际年龄大；③皮肤粗糙、有痤疮或其他皮肤问题；④缺乏锻炼；⑤经常感到压力大；⑥在早上常感到恐慌或焦虑；⑦经常晚上难以入眠；⑧因为熬夜而缺乏睡眠；⑨在醒来时常感到很累。

●评判标准

符合0项：肠道年龄比实际年龄要年轻。恭喜你，你的肠道健康状态良好。

符合1～4项：肠道年龄=实际年龄+5岁。需要加以注意，改善肠道健康。

符合5～10项：肠道年龄=实际年龄+10岁。你必须为了改善肠道健康而改善饮食以及注意休息。

符合11～15项：肠道年龄=实际年龄+20岁。你必须彻底改变你的饮食和生活习惯了。

符合16项或以上：肠道年龄=实际年龄+30岁以上。这意味着你的肠道健康状态非常差，必须去看医生以寻求专业的帮助了。

如何远离成为"肛肠疾病候选人"？

预防肛肠疾病要养成良好的生活习惯。虽说道理如此，事实上大多数人很难做到。不过，如果你一直维持一些不良的生活习惯，那你很有可能成为"肛肠疾病候选人"。

成为"肛肠疾病候选人"，是我们长期不自爱造成的后果。为了从这份名单中消失，我们必须改变以下不良生活习惯。

●总是憋大便：想上厕所的时候，偏偏工作太忙走不开，或一时找不到卫生间，大多数人只能使劲憋着。一回两回还行，时间长了，就会出问题。由于粪便里含有硫化氢、粪臭素、胆固醇代谢产物等多种致癌物，因此在肠道里积存久了，就会被重复吸收，刺激肠黏膜。

●如厕看书玩手机：大便的安全时间应是3~5分钟，超过这个时间，时间越长痔疮发病率越高。因为久蹲不起会导致腹压增高，引发直肠上静脉扩张，进而形成痔疮等肛肠疾病。

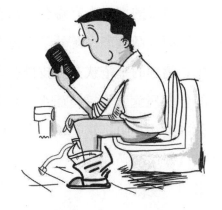

●饮食不规律，蔬菜水果吃得少：大鱼大肉吃不够，蔬菜水果吃得少，这已经成了现代人的通病。千万别小看这生活习惯带来的危害。暴饮暴食，没有对胃口的菜就随便吃点；休息时一天只吃一顿饭，都会导致肠道功能紊乱，引发便秘而导致肛裂等。

●熬夜加班不睡觉：大多数人熬夜之后，脸上会时不时地冒一些痘痘。出现这种情况的原因是熬夜使身体长期处于负荷工作之中，这很容易出现功能性紊乱的情况，这也就是上火的症状。而且熬夜会使激素的分泌增加，身体抵抗力会下降。从而让肛肠疾病有机可乘。

●久坐不动：膀胱是人体最大的排汗通道，经常久坐不动会让臀部和大腿部的膀胱神经受到严重的压迫，进而引发各种病变。

如果您有了以上的不良生活习惯，请从现在开始改正，适量的运动和合理的饮食习惯是对抗肛肠疾病最有效的利刃。充分利用好这把利刃，我们就能远离肛肠疾病的困扰。

肠道卫士——益生菌是什么？

益生菌是一类对宿主有益的活性微生物，是定植于人体肠道、生殖系统内，能产生确切健康功效从而改善宿主微生态平衡、发挥有益作用的活性有益微生物的总称。人体、动物体内有益的细菌或真菌主要有酪酸梭菌、乳酸菌、双歧杆菌、嗜酸乳杆菌、放线菌、酵母菌等。目前世界上研究的功能最强大的产品主要是以上各类微生物组成的复合活性益生菌，其广泛应用于生物工程、工农业、食品安全以及生命健康领域。

健康的人体内有益菌（后被称为益生菌）与有害菌之间相互依存、相互制约，微生态系统处于动态平衡状态，但当人体遭遇外界环境的各种变化，菌群的平衡状态被打破时，有益菌数量减少，有害菌数量增加，人体的各种病症就会接踵而来。肠道是人体最大的微生态系统，共有500多种菌群生活其中，掌管着人体70%以上的免疫功能。所以，益生菌能够主动维持好这个平衡，人体就会免受很多种疾病的困扰，因此益生菌被誉为未来的"疫苗"。

首先，现代人需要补充益生菌，因为许多食品和包装越来越多地使用人工合成的原材料，而且在食品中添加防腐剂、增稠剂、香精、香料等人工合成的添加剂，人们过多食用这些加工食品，极不利于体内益生菌群的生存与增殖。

其次，当今社会提倡晚婚晚育，很多大龄女性生育更多地选择剖腹产，而且大多缺乏足够的母乳哺喂婴儿，不得不采用配方奶品代替母乳，这种情况常会导致人体内益生菌群水平低下的先天性不足。

再者，现代人的饮食结构不够合理，饮食中大量的精细碳水化合物和糖类会促进有害菌和酵母的生长且抑制有益细菌的繁殖。膳食中过多的肉类和过少的蔬菜水果会削弱益生菌的活性。

最后，抗生素的普及和滥用给人体会带来诸多的副作用。抗生素类药物在杀死体内有害菌的同时，也会杀死体内的有益菌。

因此，专家们指出，要维护人体健康，现代人要面对这些种种不利因素，更需要经常性额外补充益生菌。在日常生活中，多吃新鲜水果蔬菜，经常食用富含益生菌的食品，如酸奶、乳酪、泡菜等发酵食品，是补充益生菌最经济有效的途径。

如何做才能让我们肠道更健康？

一是要关注膳食结构的平衡合理。一日三餐的饮食应做到粗细搭配，荤素均吃，尤其是要常吃些全谷类、薯类、豆类、蔬菜瓜果等富含膳食纤维的食物。研究表明，膳食纤维不仅促进肠道蠕动加快大便排出，而且能抑制肠道内有害细菌的活动，加速胆固醇和中性脂肪的排泄，有利于肠道内微生态环境的稳定。这与古代医家提出的"要想长生，肠中常清"的道理是一样的。此外，做到吃饭定食定量，不暴饮暴食，不酗酒，注意饮食卫生等，对保持肠道健康都至关重要。

二是坚持适度的运动锻炼。各自可选择喜爱的运动项目，并持之以恒地参加锻炼，还可常做俯卧撑、揉腹等，有利于增强腹肌，促进肠道蠕动，加速排出粪便，使肠道内菌群保持平衡，防止肠道老化。

三是要有愉悦的情绪。肠道是人的"第二大脑"，情绪的好坏关乎肠子的安危。诸如过度紧张、焦虑、压抑、恼怒、忧愁等不良情绪，皆可导致胃肠道生理功能发生紊乱，引起肠道内微生态环境失衡。因此，要学会调控和驾驭自己的情绪，保持一颗淡泊宁静的平常心，对维护肠道内环境稳定大有裨益。

四是要合理用药。时下不少人小病大治，无病吃药，滋补成风，特别是滥用抗生素现象异常普遍，很多保健品鱼龙混杂，不但没有保健作用，还刺激胃肠道，滥用抗生素可以引起肠道菌群失调，所以不要盲目用药，不滥用保健品，有病及时就医。

健康如何从肛门部卫生做起？

保持肛门的清洁很重要，能够有效预防肛门瘙痒、痔疮、肛周脓肿等肛周疾病的发生。那么如何清洁肛门才算健康的清洁呢？

●对水的要求：水温建议在40℃左右，不能烫伤皮肤，老年人肛门局部皮肤感觉功能下降，常会在清洁中烫坏皮肤，因此要引起足够的重视。

●清洁器具的选择：许多人有每天清洁会阴肛门的习惯。有条件的可以使用冲洗干燥器，大多数人使用脸盆清洁会阴。因此，注意不要用脚盆或者其他人用过的盆清洗会阴，避免感染霉菌甚至性病。

●清洁前后会阴的处置：清洁后的会阴可以烘干、用一次性卫生纸蘸干或等待其自然干燥，避免使用脏物、抹布等擦干。若使用毛巾擦局部，则需在使用毛巾和盆前，用沸水烫过，避免有污染。

●不要盲目使用药物：有人习惯在清洁时加入消毒剂，其实没有必要，人体每个部位都有正常菌群，若因消毒剂破坏了正常的菌群分布，可能导致严重的后果。